발암물질 미세먼지로부터 내 몸을 지키는 법

백세 호흡

노진섭 지음

교보문고

이 세상에 물 부족 국가는 있어도 공기 부족 국가는 없다. 공기는 그만큼 흔하며 가난한 나라든 부자 나라든 모두에게 공평하게 주어진다. 다만 공기가 깨끗한 나라가 있고 그렇지 않은 나라도 있다. 우리나라의 공기는 아쉽게도 깨끗한 편이 아니다.

물론 한반도의 공기는 과거보다 좋아지고 있다. 한 해 평균적으로는 비록 좋아졌더라도 특정 계절이나 시기의 공기는 여전히 나쁘다. 공기를 오염시키는 여러 물질 가운데 가장 심각한 것은 미세먼지다.

공기가 나쁘다고 숨을 참을 수는 없다. 깨끗한 공기만 골라서 숨쉴 재주도 없다. 하지만 미세먼지가 우리 몸에 미치는 영향을 조금이나마 줄일 다양한 방법이 있고, 나아가 미세먼지의 발생을 줄여 우리 몸을 지킬 수 있다.

2019년 초 한반도 하늘은 극심한 미세먼지로 인해 낮에도 파란 하늘을 보기가 어려울 정도였다. 사실 시커먼 하늘이 그때가 처음은 아니었다. 2010년대 들어서면서 매년 겨울철이면 미세먼지가 기승을 부렸다. 미관상 좋지 않거나 가시거리가 줄어드는 문제를 넘어 우리 건강을 위협하는 존재가 됐다.

그러나 오랫동안 제대로 된 정보는 없었고 온갖 추측만 나돌았다. 삼겹살을 먹으면 미세먼지를 씻어낼 수 있다는 소문이 돌 정도였다. 한반도의 미세먼지에 대해 정부는 중국을 탓했다. 의학적 근거가 부족한 마스크 착용을 국민에게 강요하다시피 했다. 이런 무지 속에 공기청정기만 불티나게 팔렸다. 공기를 정화하겠다는 발상은 해괴한 생각이라는 전문가의 시각은 접어두고라도, 공기는 정화할 것이 아니라 더럽히지 말아야 할 대상이라는 계몽조차 없었다.

인간의 기대 수명이 계속 늘고 있어서 요즘은 '백세시대'라는 말이 생경하지 않다. 그만큼 건강에 관한 관심도 커졌다. 건강 유지에 가장 중요한 것은 공기, 물, 음식이 아닐까 한다. 특히 물과 음식은 며칠 먹지 않아도 생존할 수 있지만, 공기 없이는 몇 분도 살 수 없다. 그래서 공기의 중요성을 미처 깨닫지 못하고 사는지도 모르겠다.

미세먼지 문제를 그냥 내버려 둘 수만은 없는 이유도 여기에 있다. 미세먼지를 포함한 대기 오염을 해결하기 위한 연구는 전 세계에서 진행 중이다. 이 책에는 미세먼지의 정체, 역사 속 미세먼지부터 현재 상황, 그리고 미세먼지로 인해 일어나는 각종 질병과 그에 대한 대처법까지 담으려고 노력했다.

이 책을 읽고 나면 그동안 미신처럼 또는 막연하게 느껴졌던 공포의 실체를 조금이나마 알 수 있다. 미세먼지의 실체를 파악하고 나면 대체할 방법도 달라질 것이다.

나는 미세먼지 전문가가 아니다. 그래서 지난 10여 년 동안 미세먼지가 심한 시기마다 전문가들에게 지면에 게재할 원고를 청탁해왔다. 미세먼지에 대한 경각심을 일깨울 내용을 주문했음에도 원고를 받아 보면 거의 논문 수준인 경우가 많았다. 한 문장이 10줄에서 20줄까지 늘어지는 데다 내용도 복잡해서 일반인의 눈높이와 맞지 않았다.

많이 아는 것과 잘 설명하는 것은 다르다는 것을 느꼈다. 그 후부 터는 웬만하면 직접 취재해서 기사를 작성했다. 기자 생활을 오래 하 다 보니 복잡한 내용을 잘 풀어내는 재주는 있었다. 이런 경험을 바 탕으로, 전문가가 아닌 일반인의 시각을 생각하며 이 책을 마련했다.

이 책도 다른 책처럼 구성과 순서가 있지만, 그 순서에 따라 읽지 않고 관심 있는 부분부터 살펴봐도 큰 무리가 없다. 이 책을 읽은 사 람은 다음과 같은 행동에 나서지 않을까 싶다. 최소한 한 가지만이라 도 실천하는 독자가 있다면 감사할 따름이다.

- 주방의 후드에 A4 용지를 대본다.
- 하루 한 번 이상 창문을 열어 바람길을 만든다.
- 고등어나 삼겹살을 구울 때 모든 창문을 연다.
- 임신부에게 편히 앉아서 전이나 부치라는 배려(?)를 하지 않는다.
- 배가 많은 항구도시에서 심호흡하지 않는다.
- 디젤 자동차 대신 친환경 자동차를 산다.
- 미세먼지가 극심하지 않다면 외부에서 신체활동을 한다.
- 향초나 방향제 사용을 줄인다.
- 정부가 내놓는 미세먼지 대책에 귀를 기울인다.

목차

course 2

알아두면 쓸모 있는 최소한의 지식

course 3

인간이 만든 먼지가 인간을 공격하다

course 4

호흡을 지키는 법 vs. 망치는 법

course 5

맑은 미래의 조건

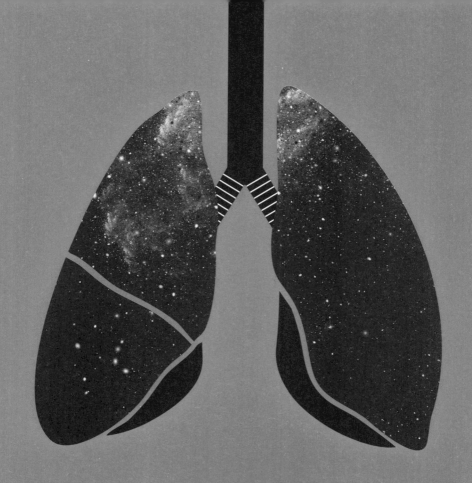

course 1

미세먼지가
우리 몸에 미치는 영향

1

도노라 스모그부터
에어포칼립스까지

우리는 음식보다 더 많은 양의 공기를 들이마신다. 음식이나 물은 며칠 섭취하지 않아도 버틸 수 있지만, 단 몇 분만 숨을 쉬지 않으면 생명이 위태로워진다. 그런데 공기는 어디에나 있으므로 공기의 중요성은 물론이고 그 존재조차 잊고 지낸다.

WHOWorld Health Organization, 세계보건기구는 2018년 세계 인구 열 명 가운데 아홉 명은 오염된 공기로 숨을 쉰다는 사실을 발표했다. 지구 어디에나 공기가 있지만 그렇다고 모든 공기가 깨끗하지 않다는 것이다. 깨끗한 공기의 중요성과 존재를 일깨워준 역사적 사건 몇 가지가 있다.

그 첫 번째는 1940년대 미국에서 발생한 도노라 스모그 사건이다. 당시 미국 펜실베이니아주 도노라 자치구는 1만 4,000명이 모여 사는 작은 지역이었다. 철강 생산지로 유명한 그 지역에는 철강 공장들이 일찌감치 자리를 잡았다. 총길이 210km의 강을 끼고 있어서 철과 석탄 등 주요 광물을 수송하기에 유리한 지리 조건도 갖췄다.

1948년 10월 27일 심한 안개가 도노라를 뒤덮었다. 안 그래도 공장들이 배출하는 매연으로 공기가 늘 혼탁했는데 그날은 안개와 매연이 결합해 한 치 앞도 보기 힘든 스모그smog가 형성됐다. 스모그는 연기smoke와 안개fog의 합성어로, 안개와 황산화물이 만나 결합하면서 산성 미립자가 형성되는 것이다. 산업혁명 이후 영국의 대기 상태를 설명하기 위해 1905년 등장한 용어다.

U자 언덕으로 둘러싸인 도노라 지역의 특성상 공기가 거의 흐르지 않았기에 스모그는 쉽사리 걷히지 않고 며칠 동안 이어졌다. 5일째는 침을 삼키면 입안에서 이물질이 씹힐 만큼 심해졌다. 스모그는 10월 31일 비가 내리면서 마침내 사라졌다.

짙은 스모그 때문에 이 지역에서 청색증오염된 물 속에 포함된 질산염이 혈액 속의 헤모글로빈과 결합해 산소 공급을 어렵게 해서 나타나는 질병 환자가 급증했다. 주민의 40% 이상이 호흡기와 심장 등에 피해를 입었고 약 20여 명이 사망했다.

두 번째 사례는 1952년 영국 런던의 그레이트 스모그 사건이다. 4년 전 발생한 미국 도노라 스모그 사건은 비교도 안 될 만큼 피해가 커서 '그레이트great, 엄청난'라는 수식어까지 붙었다. 그해 12월 5일부터 9일까지 단 5일 동안 이어진 스모그 현상으로 1만여 명이 목숨을 잃었고 약 10만 명이 호흡기질환에 걸렸다.

영국 런던은 1950년 초반 120~440μg/m³마이크로그램/세제곱미터 수준의
먼지 오염도를 보였다. 그런데 1952년 12월 5일에는 2,460μg/m³로 농
도가 급상승했으며, 12월 7~8일에는 4,460μg/m³까지 치솟았다.

겨울철마다 안개가 자주 끼는 런던 일대는 추운 날씨로 인해 난방
을 강하게 하는 집이 많았다. 또 차량, 공장, 발전소도 연일 매연을 뿜
어냈다. 이런 오염물질이 안개와 결합해 짙은 스모그를 형성했다. 길
거리에서 1m 앞도 분간할 수 없었고 스모그가 실내로 유입되면서 영
화나 연극도 볼 수 없을 정도였다는 기록도 있다. 그만큼 대기 오염이
심각했다는 이야기다.

미국 도노라 스모그 사건과 함께 영국 런던의 그레이트 스모그 사
건도 공기 오염의 심각성을 일깨운 역사의 한 페이지다. 실제로 그레
이트 스모그 사건을 계기로 영국 의회는 1956년 청정 대기법Clean Air
Act을 제정했다. 이 무렵부터 대기 오염을 지적하는 환경운동이 세계
적으로 늘어나기 시작했다.

망신당한 중국

그렇다고 지금의 공기가 마냥 깨끗해진 것만은 아니다. 세계 각국
의 산업화가 가속될수록 인공 먼지 배출은 늘었지만, 인류는 그 배출
량을 줄이는 노력을 게을리했다. 이를 증명하는 굵직한 사례가 21세
기에만 두 차례나 있었다.

그 첫 사례는 2013년 중국에서 발생한 '베이징 에어포칼립스 airpocalypse' 사건이다. 에어포칼립스는 공기를 의미하는 영어 단어 air 와 재앙을 뜻하는 apocalypse를 합친 말이다. 이 사건은 2008년 중국 베이징에 있는 미국 대사관이 건물 옥상에 대기 오염 감지 장치를 설치하면서 시작됐다. 미국이 자국 공무원과 국민의 건강을 위해 해당 국가의 대기 오염을 측정한 것으로 보인다. 미국은 트위터를 통해 매시간 베이징의 초미세먼지PM2.5 농도를 발표하기 시작했고 지금도 발표한다. 중국 수도의 대기질이 전 세계로, 그것도 실시간으로 중계되다시피 하므로 중국으로서는 여간 불편한 일이 아니었다. 중국은 베이징의 미세먼지 농도 발표를 중단하라고 미국에 여러 차례 요구했지만 미국은 이를 받아들이지 않았다.

2010년에는 중국 비영리민간단체인 공공환경연구소Institute of Public & Environmental Affairs, IPE가 처음으로 대기질지수Air Quality Transparency Index, AQTI를 공개하면서 '대기 오염은 중국의 도시가 당면한 가장 긴급한 환경 문제'라는 내용의 보고서를 냈다. 당시 미국이 측정한 중국 베이징의 초미세먼지 농도는 약 $500\mu g/m^3$로 심각했다. 그 뒤로 농도는 점점 더 심해졌고 2013년 1월 11일 $993\mu g/m^3$로 치솟았다. 이는 WHO가 제시한 하루 권고치15μg/m³의 약 66배에 이르는 수치다. 영국 경제지 〈파이낸셜 타임스Financial Times〉가 중국 베이징의 심각한 대기 오염 상태를 보도하면서 '에어포칼립스'라고 표현했다.

에어포칼립스라는 불명예를 얻은 중국의 국가발전개혁위원회는 2013년 7월 공식 홈페이지를 통해 '에너지 절약 및 온실가스 감축 관런 보고서'를 공개했다. 중국에서 발생하는 스모그는 영향권이 넓고 지속 시간이 길며 오염물질의 농도가 짙은 3대 특징을 보였고, 중국 국토의 4분의 1에 해당하는 광범위한 지역에서 발생해 전체 인구의 절반에 육박하는 약 6억 명이 영향을 받았다는 내용이다. 이쯤 되면 에어포칼립스라는 언론의 표현이 과장은 아니다.

어쩔 수 없이 중국 당국은 초미세먼지 농도를 공식적으로 발표하기 시작했다. 베이징 환경보호국이 발표한 하루 측정치는 $700\mu g/m^3$ 였다. 에어포칼립스 당시 하루 7,000명이 병원을 찾았고 호흡기질환으로 치료받은 어린이는 5년 만에 최고치를 기록했다. 티베트 등지에서 수입해온 공기 캔 1,200만 개가 팔렸다는 외신 보도도 있었다. 또 2015년에는 약 30년간 중국의 폐암 발생률이 465% 증가했다는 보도도 나왔다. 같은 기간 중국의 흡연율은 감소했는데도 말이다.

그 와중에 충격적인 소식이 전해졌다. 〈내셔널 지오그래픽National Geographic〉은 2013년 11월 중국 장쑤성에 사는 여덟 살 여자아이가 폐암에 걸렸다고 보고했다. 중국 내에서는 물론 세계적으로 최연소 폐암 사례로 추정되었는데, 아이에게 폐암을 일으킨 원인으로 대기 오염이 지목됐다. 중국 언론은 베이징 공기가 최악일 때 담배 25개비를 피운 것과 같은 양의 오염물질을 들이마시게 된다고 보도했다.

그렇다고 중국 정부가 손을 놓고 있었던 것은 아니다. 중국은 2013년 9월 석탄 사용 축소, 차량 수 제한, 오염물질 배출 공장 폐쇄 등 강력한 조치를 담은 '대기 오염 방지 및 개선 행동 계획'을 발표했다. 그러나 중국에서 자동차 판매량은 급증하던 시기였다. 2001년 중국 도로를 달리는 자동차 수는 1,800만 대에서 2015년 2억 7,900만대로 증가했다. 전력 공급을 위한 석탄 사용량도 늘었다. 그 당시 중국은 에너지 공급량의 70% 정도를 석탄에 의존했다. 게다가 중국은 세계 기업들의 공장이 집결된 곳이어서 오염물질 배출이 끊이지 않았다. 그래서 2015년 베이징 마라톤 대회에서 참가자 여섯 명이 심장마비를 일으켰을 때도 미세먼지가 강력한 원인으로 지목받았다. 그해 중국 선양시의 미세먼지 농도가 1,400μg/m³라는 최악의 수치를 기록했을 정도로 중국의 미세먼지 문제는 심각했다.

아무튼 에어포칼립스 사태 당시 중국의 대기 오염이 점차 심각해지자 중국에 있던 외교관과 외국 기업인들이 중국을 떠나기 시작했다. 주중 미국 대사관은 직원들에게 스모그 위험수당을 제공할 정도였다. 중국을 찾는 외국 관광객의 발길도 끊어졌다. 이에 따른 중국의 경제적 손실은 상당했다. 아시아개발은행Asian Development Bank, ADB은 2013년 보고서에서 중국의 경제적 손실이 최대 2조 위안약 340조 원에 이를 것으로 추산했다. 대기 오염에 따른 질병, 질병 치료를 위한 추가 비용, 노동력 감소 등 간접비용까지 포함한 금액이다.

에어포칼립스가 발생하기 5년 전, 중국 베이징 주재 미국 대사관이 매일 중국 수도의 초미세먼지 농도를 공개할 때 중국은 미국에 그런 행위를 중단하라고 요구했다. 미국은 그 요구를 한 귀로 듣고 한 귀로 흘렸다. 그렇지만 정작 한 귀로 듣고 흘린 것은 미국이 아니라 중국이었다. 미국이 베이징의 미세먼지 농도를 공개할 때 중국이 이를 경고로 받아들였다면 에어포칼립스는 막을 수 있었을지도 모른다.

두 번째는 인도 델리의 사례다. 벨기에 국왕이 2017년 11월 6일 델리를 방문했다. 국왕은 제2차 세계대전 당시 벨기에 플랑드르 전투에 참여했던 인도 병사들을 추모하는 기념식에 참석했다. 그날 오전 11시에 델리 주재 미국 대사관이 측정한 초미세먼지 농도는 986μg/m³로 이미 심각한 수준이었고 다음 날 1,486μg/m³로 역대 최고치를 달성했다. 이 수치는 11월 17일이 되어서야 두 자리로 떨어졌다. 현지 언론 〈스카이 뉴스Sky News〉는 그해 11월 11일 '뉴델리의 공기 오염 하루 50개비의 담배보다 더 나쁜 수준'이라는 제목의 기사를 보도했다.

2017년 델리의 인구는 약 2,700만 명이었다. 이 도시 인구는 2015년 약 2,500만 명, 2016년 약 2,600만 명으로, 해마다 약 100만 명씩 증가했고 그만큼 도로도 늘어나면서 미세먼지 농도가 급격히 높아졌다. 델리에서 발생하는 공해물질 가운데 72%는 자동차 때문이라는 현지 언론의 보도도 있었다. 2010년 델리의 자동차 수는 약 600만 대였고 2017년 1,000만 대를 넘어섰다. 그 외에도 공사장, 쓰레기 소각, 논의 볏짚 소각, 불꽃 축제 등으로 델리의 공기는 오염됐다.

깨끗한 공기의 중요성

2008년 미국 도노라 시내에 작은 박물관이 문을 열었다. 도노라 스모그 사건 60주년을 기념해 1948년 당시의 생활 모습과 제철소 사진 등 관련 자료를 전시한 '도노라 스모그 박물관'이다. 그 입구에는

'깨끗한 공기는 여기서 시작됐다Clean Air Started Here'라는 슬로건이 붙어 있다. 인간이 깨끗한 공기의 중요성을 깨닫는 계기가 된 역사적 사건으로 기억하려는 것이다.

인간이 편하게 살기 위해 산업을 발전시키는 것에 비례해 인공 먼지는 늘어난다. 그만큼 인공 먼지 배출량을 줄이거나 제거하는 노력도 병행했어야 한다. 그렇지 않으면 자연은 인간에게 그 값을 치르게 한다. 앞의 사례들이 그 증거다.

2

몸은 생각보다 강하지만

건강한 사람은 먼지의 영향을 덜 받는다. 물론 일반 먼지보다 더 작은 미세먼지에, 또 일시적이 아니라 만성적으로 노출되면 누구나 건강에 문제가 생길 수 있다. 그러나 일반적으로 건강한 사람은 미세 먼지가 심한 날에 외출을 삼가거나 마스크를 착용하는 등 조금만 주의를 기울이면 당장 건강에 치명적인 일은 생기지 않는다. 미세먼지를 너무 심각하게 생각하지 말라고 의사들이 조언하는 것도 건강한 사람은 누구나 일시적인 미세먼지 노출을 이겨낼 만한 힘이 있기 때문이다.

미세먼지와 같은 이물질이 우리 몸에 들어오면 우리 몸은 자동으로 면역 시스템을 가동한다. 외부로부터 침입하는 이물질을 막아내는 '선천 면역innate immunity'은 의외로 강하다. 선천 면역은 본래 타고난 면역을 말한다. 출생 후 병원균 감염이나 백신으로 얻은 면역은 '후천 면역acquired immunity'이라고 부른다.

사람에게 면역 시스템이 없다면 아마도 인류는 생존하지 못했을 것이다. 사람은 태어나면서부터 다양한 이물질에 둘러싸여 살아간다. 우리가 숨을 쉬는 공기는 냄새가 없고 색이 없이 투명해서 깨끗하다고 생각하지만, 사실은 그렇지 않다. 공기에는 미세먼지뿐만 아니라 세균, 바이러스, 곰팡이, 화학물질, 모래, 꽃가루 등 다양한 형태의 이물질이 섞여 있다. 따라서 공기가 맑아 보인다고 해서 실제로 공기의 질이 깨끗하다고 장담할 수 없다. 큰 이물질은 의도적으로 피하거나 씻어낼 수 있겠지만 눈에 보이지 않는 작은 이물질이 문제다. 예컨대 세균이나 바이러스가 우리 몸에 침입했을 때 막아낼 방어 기능이 없다면 치명적인 결과로 이어질 것이 뻔하다.

면역 시스템이라고 해서 거창하게 생각할 필요는 없다. 피부도 면역 시스템의 일부라고 할 수 있다. 외부와 맞닿는 피부는 이물질을 최전선에서 막는 장벽과 같다. 피부는 생각보다 질기고 튼튼해서 이물질이 쉽게 뚫지 못한다. 여름철 바닷가 모래사장에서 마음껏 뒹굴며 놀아도 모래가 우리 몸으로 들어오지 못하는 것 역시 피부 덕분이다. 만일 피부가 약하다면 거친 모래에 찢기고 눌리는 사이에 체내로 무수한 모래가 들어올지 모른다. 피부는 웬만한 고온이나 저온에서도 녹거나 얼지 않고 버텨낸다. 게다가 상처가 생기면 스스로 회복하는 능력까지 있다.

피부의 털도 이물질을 붙잡아두는 역할을 한다. 그러면 땀이 나와 이물질을 씻어낸다. 물론 이물질이 몸에 붙어 있을 때 우리는 샤워를 하거나 머리를 감아 이물질을 인위적으로 씻어낸다. 우리가 입는 옷도 인위적인 추가 면역이라고 볼 수도 있겠다.

외부의 이물질이 침투하는 경로 중 하나는 눈이다. 눈은 우리 몸에서 점막이 외부로 노출된 장기다. 이를 보호하기 위해 있는 눈썹은 눈으로 이물질이 흘러내리는 것을 막는 역할을 한다. 눈 자체도 항상 축축해서 이물질을 붙잡아두도록 만들어졌다. 또 눈을 깜박거리며 속눈썹으로 이물질을 빗자루질하듯 외부로 밀어낸다. 눈은 예민해서 이물질이 눈에 닿기만 해도 알아챌 수 있으며, 우리는 눈을 비벼 그 이물질을 제거한다. 이물질의 자극이 심할 때는 눈물이 나와서 이물질을 흘러내기도 한다. 공사장에서 흙먼지가 일어나는 등 이물질이 많은 상황에는 아예 눈을 감아 이물질과의 접촉을 막을 수도 있다.

코를 닫을 수도 없고

이물질의 입장에서는 인간 체내로 침투하기 가장 좋은 통로가 입과 코일지 모른다. 사람은 죽기 전까지 숨을 쉬며 살아야 하므로 공기 중 이물질은 자연스럽게 입과 코로 들어온다. 입은 그나마 의도적으로 다물 수 있어서 이물질의 침입을 막을 수 있다. 물속에서 수영할 때나 모래 섞인 바람이 불 때도 입을 다물어 이물질이 입으로 들어오지 못하도록 한다. 입에는 혀와 침이 있어서 이물질이 들어오더라도 민감하게 반응한다. 침으로 뭉쳐 내뱉을 수도 있고 수시로 칫솔질을 해서 이물질을 제거하기도 한다.

물론 혀로도 감지할 수 없을 만큼 크기가 작은 이물질은 입을 통과한다. 그렇지만 웬만한 이물질은 식도의 끈적한 점막에 달라붙는다. 이때 사람은 불편감을 느껴 토해내거나 가래 또는 침과 함께 이물질을 뱉는다. 이물질이 끈적한 식도를 통과해 위장에 들어가도 위장은 위산을 분비해 병원균을 사멸한다. 그래서 우리가 짧은 기간 소량의 이물질을 흡입해도 당장 건강에 큰 이상이 발생하지 않는다.

문제는 호흡하는 코다. 사람이 인위적으로 움직일 수 없는 기관 가운데 하나가 코다. 미세먼지가 많다고 코를 닫을 수 없다. 아마 코를 닫으면 숨을 쉬지 못해 사망할 수 있어서 의도적으로 닫을 수 없도록 만들어졌는지도 모르겠다. 폐와 심장이 사람의 의도와 상관없이 항상 움직이는 것도 생존 때문이다. 이렇게 항상 개방된 코를 통해 이물질은 체내로 들어온다. 큰 병원에 가면 일반 내과 외에 호흡기내과나 감염내과가 따로 있을 만큼 외부 이물질에 의해 발생하는 질환이 흔하다.

그렇다고 코에 아무런 대책이 없는 것은 아니다. 코 내부에는 코털이 있어서 이물질을 붙잡는 역할을 한다. 코 내부의 점막은 이물질이 잘 달라붙도록 항상 축축한 상태를 유지한다. 콧물도 이물질을 돌돌 말아버린다. 코털과 코점막에 잡힌 이물질 덩어리를 콧물이 뭉치면 코딱지가 된다. 유난히 코털이나 코점막을 자극하는 이물질이 들어오면 더 강한 면역 시스템이 가동하는데 바로 재채기와 기침이다.

우리가 숨을 쉴 때 공기의 속도는 시속 10~20km라고 한다. 자전거 속도와 비슷하다. 그런데 기침할 때는 시속 80km에 이른다. 그 속도로 약 3,000개 이상의 침방울과 콧물이 외부로 배출된다. 재채기할 때는 공기의 시속이 160~320km이나 돼서 약 1만 개 이상의 침방울과 콧물이 튀어나온다. 이 정도면 코나 입에 있던 웬만한 이물질은 밖으로 배출된다. 코로나바이러스와 같이 비말로 전파되는 병원균이 유행할 때 우리가 마스크를 착용하는 이유도 여기에 있다.

그럼에도 아주 작은 이물질 일부는 코털, 점막, 콧물, 기침, 재채기를 피해 기도로 넘어간다. 기도는 코에서 폐로 이어진 숨길이다. 숨을 쉴 때 공기가 이 통로를 통해 들락날락한다. 기도에도 점막이 있어서 이물질이 쉽게 폐로 넘어가지 못하도록 한다. 목이 따끔거리거나 칼칼하다고 하는데 이물질이 점막을 자극하기 때문이다. 이때 우리는 기침, 재채기, 가래 등으로 이물질을 밖으로 배출한다. 기도에는 융모라는 미세한 털이 있어서 점막에 붙은 이물질을 밖으로 밀어내는 역할을 한다.

우리 몸의 면역 시스템

이와 같은 물리적인 면역 시스템을 뚫고 폐까지 도달하는 이물질이 문제다. 폐는 커다란 덩어리처럼 보이지만 사실 약 3억 개의 폐포허파꽈리라는 작은 주머니의 집합체다. 건강검진을 받을 때 짧은 파이프처럼 생긴 마우스피스를 입에 물고 입김을 세게 부는 폐 기능 검사를 해본 적이 있을 것이다. 평소 운동을 꾸준히 한 사람은 폐포가 탄탄해서 폐 기능 검사에서 좋은 결과가 나온다. 그 결과가 나쁘게 나오는 사람은 흡연이나 운동 부족 등으로 폐포가 쪼그라든 상태다. 이렇게 폐포가 발달하지 않은 사람은 작은 이물질에 취약하다.

폐포는 산소와 이산화탄소가 교환되는 장소다. 폐포 옆에는 혈관이 있는데 우리가 호흡할 때 들이마신 산소는 폐포에서 혈관으로 옮겨간 후 적혈구를 타고 온몸으로 보내진다. 사람은 음식물을 섭취해서 에너지를 얻는데, 이때 필요한 것이 산소다. 우리 몸의 각 기관에서 산소를 사용하면 이산화탄소가 생긴다. 이산화탄소는 혈액을 타고 다시 폐포로 이동한다. 혈관을 타고 온 이산화탄소는 폐포로 옮겨가 몸 밖으로 배출된다.

숨을 쉴 때 산소와 함께 코와 기도를 거쳐 폐포까지 도달한 아주 작은 먼지는 산소처럼 혈관으로 이동한 후 전신을 돌아다닌다. 미세 먼지에게 혈관은 체내 어느 곳이든 갈 수 있는 고속도로인 셈이다. 그러나 우리 몸이 그렇게 호락호락하지만은 않다. 혈액에 이물질이 섞여 있다는 것을 감지한 대식세포가 출동한다. 대식세포는 이물질이나 병원균을 잡아먹는 일종의 면역세포다.

문제는 이 과정에서 혈액이 끈적해지고 염증도 생긴다는 점이다. 이물질과 면역세포가 한바탕 전쟁을 치른 결과다. 피가 끈적해지면 혈액 순환이 잘 안 되고 혈관이 막히거나 딱딱해진다. 혈액 흐름에 부하가 걸리므로 혈압도 오른다. 동맥경화나 심근경색이 생기기 좋은 상태가 되는 것이다.

또 면역세포가 이물질과 싸우는 과정에서 염증 반응도 일어난다. 이물질이 체내에 침투하면 면역세포가 증가하면서 염증 촉진물질도 늘어나기 때문이다. 이물질의 양이 적으면 큰 영향이 없지만, 그 양이 많거나 이물질의 자극을 지속해서 받으면 우리 몸속에서 염증 반응이 꾸준히 일어난다. 기도, 폐, 혈관 등에서 염증 반응이 계속 생기면 천식과 같은 호흡기질환뿐만 아니라 심장혈관질환으로 발전할 수 있다. 한마디로 적군과 자주 싸우다 보면 아군도 피해를 보는 것이다.

건강한 사람은 세포가 손상돼도 재생 과정을 거쳐 정상적인 상태로 회복한다. 그러나 만성적인 폐질환이나 기관지질환이 있는 사람은 기본적으로 만성 염증을 가지고 있는 데다 미세먼지로 생긴 염증 반응이 상승작용을 일으켜 폐질환이 악화하고 회복도 더딜 수밖에 없다. 최악의 상황은 끈적해진 피가 뭉쳐 혈전^{피떡}이 만들어지는 경우다. 혈전은 혈관을 막아 위태로운 상황을 유발한다. 혈전이 혈관을 타고 이동하다가 심장의 관상동맥을 막는 일이 발생하는데 이것이 심근경색이다. 심장은 근육 덩어리여서 이 근육이 뛰려면 혈액이 공급돼야 한다. 그리고 심장에 혈액을 공급하는 혈관이 관상동맥이다. 이 관상동맥을 혈전이 막으면 심장 근육에 피가 공급되지 않아 심장 근육이 괴사하거나 심하면 심장이 멈추는 치명적인 상태를 맞는다. 혈전이 혈관을 타고 이동하다가 뇌에 있는 혈관을 막기도 하는데 이를 뇌경색이라고 한다. 뇌에 혈액이 공급되지 못하므로 뇌 조직이 괴사하고 만다.

면역 시스템도 막지 못하는 작은 것들

앞서 설명한 대로 물리적, 생리적 면역 시스템은 우리 몸에 침투하는 이물질을 효율적으로 막거나 제거한다. 그러나 이물질의 양이 많거나 크기가 너무 작아서 면역 시스템의 방어막을 뚫고 우리 몸에 들어오면 면역 시스템에 과부하가 걸린다. 면역 시스템이 자주 가동되거나 과부하가 걸리면 열이 나고 염증도 생긴다. 아예 미세먼지가 우리 몸에 들어오기 전에 막는 것이 최선이다. 그래서 우리는 입이나 코로 들어오는 미세먼지를 막기 위해 마스크를 쓴다. 마스크도 인위적인 방어막인 셈이다.

입자 크기에 따라 흡입하는 특성에 차이가 있다. 범정부 차원의 미세먼지특별대책위원회가 작성한 '미세먼지 관리 종합계획 2020~2024' 보고서에 따르면 10μm마이크로미터, 0.001mm 이상의 비교적 큰 입자는 공기 중에 체류하는 시간이 짧아 인체로 흡입될 가능성이 비교적 작다. 5~10μm 입자는 상기도의 섬모상피에 걸러져 하기도와 폐포에 도달하지 못한다. 1~5μm 입자는 폐포까지 침투해 축적된다. 0.5~1μm 입자는 질량이 너무 작아 호흡 과정에서 다시 배출되기도 한다. 0.5μm 이하 입자는 브라운운동액체 혹은 기체 안에 떠서 움직이는 작은 입자의 불규칙한 운동으로 폐포 내 축적이 증가한다. 참고로 10μm를 PM1.0, 2.5μm를 PM2.5라고 한다.

연세대 환경공해연구소가 공기 중 먼지 입자의 크기를 분석해보니 0.01~0.1μm 이하의 먼지가 전체 먼지에서 차지하는 비율이 50%를 넘었다. 폐를 통과해 혈액으로 흘러들어올 만큼 작은 미세먼지가 그만큼 많다는 이야기다.

미세먼지가 건강에 어떤 영향을 미치는지는 단기 노출과 장기 노출로 구분할 수 있다. 미세먼지 노출 관련 연구 논문을 종합해 간략히 정리하면, 미세먼지에 단기 노출된 경우 기관지 염증, 호흡기 증상, 안구 또는 피부 자극, 알레르기 질환, 심혈관계 입원과 사망이 증가한다. 미세먼지에 장기 노출된 경우는 폐암 발생과 사망이 증가하고 어린이와 성인의 폐 기능 감소, 조산, 저체중 조숙아 출생, 영아 사망이 발생한다.

자가면역질환을 부추기는 미세먼지

미국 하버드 의대 연구팀은 미국 간호건강연구Nurses's Health Study, NHS에 등록된 9만 명의 거주지와 관절 류머티즘 발병 현황을 조사했다. 도로에서 50m 이내에 거주하는 여성은 200m 떨어진 곳에 사는 여성보다 관절 류머티즘 발병이 31% 높은 것으로 나타났다. 특히 차선이 많은 큰 도로에서 50m 이내에 사는 여성의 관절 류머티즘 발병률은 63%나 높았다.

미세먼지 농도가 높을 수밖에 없는 도로와 인접한 곳에 살수록 자동차 매연과 미세먼지에 자주 그리고 오래 노출된다. 이것이 관절 류머티즘 발병에 영향을 미친다는 것이 이 연구의 결론이다. 이 연구 결과는 2009년 환경보건 학술지 〈환경보건전망Environmental Health Perspectives〉에 보고됐다.

류머티즘은 자가면역질환이다. 면역체계에 이상이 생겨 자신의 조직을 공격하는 질환이라는 뜻이다. 명확한 메커니즘은 추가 연구로 밝혀지겠지만 미세먼지가 면역체계에 이상을 초래한 것으로 추정한다.

우리는 미세먼지가 심한 날에는 외출을 피한다. 그러다 보니 실내에서 생활하는 날이 늘어나고 신체활동량은 떨어진다. 근력이 감소하므로 관절을 움직임이 점점 약해진다. 결국 미세먼지는 간접적으로도 관절 건강에 영향을 미치는 셈이다.

3
미세먼지는 어떻게
우리 몸 전체로 퍼지는가

인간이 가지고 태어난 선천 면역 시스템은 강하지만 모든 이물질의 침입을 막을 수는 없다. 특히 입자가 작은 미세먼지는 선천 면역을 뚫고 쉽게 우리 몸속으로 침투한다. 미세먼지의 악영향이 점차 세상에 알려질 무렵 과학자들은, 미세먼지가 아무래도 호흡기를 통해 유입되므로 호흡기나 폐에 영향을 미칠 것으로 생각했다.

이런 생각은 2002년 1월 29일 자 미국 심장협회의 학회지 〈순환 circulation〉 표지를 장식한 한 편의 논문(흡입한 미세입자의 혈액 순환에 관한 연구)으로 뒤집혔다. 특히 우리 몸에 들어온 미세먼지를 촬영한 영상은 충격적이었다.

연구를 진행한 벨기에 루벤대학교 연구팀은 초미세 탄소 입자에 방사성 형광물질을 붙였다. 영상을 통해 초미세 탄소 입자가 우리 몸

어디에 있는지를 확인하려고 형광물질을 이용한 것이다. 이 연구에는 24~47세의 건강한 비흡연 남성 다섯 명이 지원했다. 연구팀은 그 입자를 흡입한 사람들을 감마 카메라로 촬영하면서 초미세 탄소 입자의 이동을 파악했다.

영상을 통해 코와 기도를 통해 폐로 들어간 초미세 탄소 입자가 혈관을 타고 빠른 속도로 전신으로 퍼지는 것을 확인할 수 있었다. 흡입한 지 1~3분 만에 초미세 탄소 입자들은 폐와 갑상샘에서 관찰됐다. 흡입 후 5~45분이 흐르자 초미세 탄소 입자는 간, 위, 방광 등 복부에 도달했다. 50~60분 후에는 전신에서 감지됐다. 초미세 탄소 입자는 뇌를 제외한 얼굴에서도 발견됐다. 이처럼 우리가 흡입한 초미세먼지가 전신으로 퍼지기까지는 1시간이면 충분한 셈이다.

시간이 더 흐르자 상당수 입자는 방광으로 모였다. 이 현상에 대해 연구팀은 초미세 탄소 입자가 온몸을 돌고 최종 종착지로 방광에 축적된 것이라고 설명했다. 결국 우리가 들이마시는 미세먼지가 호흡기나 폐에만 머무는 것이 아니라 전신을 돌아다니며 각종 문제를 일으킬 수 있다는 것이 연구팀의 결론이다. 이 연구 결과는 미세먼지와 전신 건강의 상관관계를 심각하게 받아들이는 계기가 됐다.

미세먼지가 호흡기를 통해 체내로 들어왔지만, 온몸을 돌아다닐 때는 혈관을 이용한다. 폐까지 들어온 미세먼지는 폐포에서 산소와 함께 주변 혈관으로 옮겨간다. 혈관으로 옮겨 탄 미세먼지는 사람 몸속 어느 곳이든 갈 수 있게 되는 셈이다.

실제로 환경부가 국내외 관련 연구 결과들을 찾아 종합해 2016년

그 결과를 발표했다. 예상한 대로 미세먼지는 신체 여러 기관에서 각종 질병을 일으킬 수 있다는 내용이었다. 미세먼지로 발생할 수 있는 질환은 생각보다 많았다. 만성 폐쇄성 폐질환, 천식, 아토피 피부염, 폐렴, 뇌졸중, 허혈성 심장질환, 파킨슨병, 편두통, 뇌전증, 소화성 궤양 천공, 염증성 장염, 녹내장, 우울증, 자살 시도 등이다.

노출 시간에 따른 변화

여기서 중요한 것은 미세먼지에 얼마나 노출돼야 건강에 해로울까 하는 점이다. 정답은 짧은 시간이라도 한꺼번에 많은 양의 대기 오염 물질과 접촉하면 건강을 잃을 수 있다는 것이다. 즉 오염물질에 노출 되는 시간도 중요하지만, 그 양도 무시할 수 없다. 그러나 현재까지 얼마만큼의 대기 오염물질에 얼마 동안 노출됐을 때 어떤 건강상의 문제가 발생한다고 명확하게 정의된 바는 없다. 다만 지금까지 밝혀 진 연구 결과들을 토대로 단기, 중기, 장기 노출에 따른 변화를 간략 하게 간추려볼 수 있다.

과학자들이 미세먼지의 폐해 중 가장 심각한 것으로 꼽는 것들 가 운데 하나는 유전자 변형이다. 과거에는 유전자가 변할 정도라면 미 세먼지에 장기간 노출될 경우일 것으로 생각했다. 그러나 캐나다의 연구 결과는 그런 생각을 뒤집었다. 2014년 캐나다 브리티시컬럼비아 대학교 연구팀은 지원자 16명을 두 그룹으로 나눠 2시간 동안 관찰했다. 한 그룹에는 깨끗한 공기를 공급했고 다른 그룹은 붐비는 고속도로와 같은 정도의 디젤 배기가스에 노출했다.

디젤 배기가스를 마신 사람은 DNAdeoxyribonucleic acid, 데옥시리보핵산: 유전자의 본체의 2,800개 지점에서 메틸기가 변화했고 약 400개의 유전자가 영향을 받았다. 메틸기는 쉽게 말하면 유전자를 끄거나 켜는 스위치와 같다. 메틸기가 변했다는 것은 스위치가 고장 난 상태이므로 유전자가 정상으로 작동하지 않는다는 의미다. 깨끗한 공기를 마신 그룹에서는 아무런 변화가 관찰되지 않았다. 2017년 중국에서도 비슷한 결과가 나왔다. 교통경찰관과 사무실에서 근무하는 공무원 중에서 늘 자동차 매연에 노출된 교통경찰관의 DNA 손상이 더 많다는 내용이었다.

중기간 미세먼지에 노출되면 어떤 일이 벌어질까? 엄마 배 속에 있는 태아도 영향을 받는다. 대기 오염 정도가 심한 곳에 머무를수록 저체중아 출산이나 조기 출산이 늘어나는 현상이 연구로 확인됐다. 2012년 미국 국립환경보건과학연구소가 발행한 국제학술지 〈환경보건전망〉에 실린 미국 캘리포니아대학교 버클리 캠퍼스 지속가능과건강연구실의 연구 결과로, 캘리포니아 지역에서 대형 산불이 발생한 후 그 지역에서 출산한 신생아의 체중이 정상 체중보다 낮았다는 내용이다. 산불이 일어나면 나무가 타면서 대기 중 미세먼지 농도가 증가한다. 증가한 미세먼지 농도는 수일에서 수개월 동안 이어진다.

사람이 미세먼지에 장기간 또는 많이 노출될 경우에는 생명까지 위태로워진다. 뇌졸중, 허혈성 심장질환, 폐암의 사망률이 증가하기 때문이다. 세계적인 의학지 〈뉴잉글랜드 의학저널New England Journal of Medicine, NEJM〉에 1993년과 2017년에 실린 연구들은 모두 이와 같은 결론을 내렸다. 즉 초미세먼지의 양이 늘어날수록 사망률은 정비례로 증가한다는 것이다. 또 2019년 11월 국가기후환경회의·질병관리본부·대한의학회가 공동 개최한 '미세먼지와 국민건강' 콘퍼런스에서 정해관 성균관대 의대 교수는 초미세먼지 장기 노출로 인한 초과 사망자가 2013년 기준 1만 7,204명이라고 발표했다. 초과 사망이란 일반적으로 기대하는 사망을 넘어서는 사망을 의미한다. 이들의 사망 원인은 폐암(4,958명), 허혈성 심장질환(3,432명), 뇌졸중(8,834명) 등이었다.

4

담배, 술, 라돈, 그리고
미세먼지의 공통점

암을 유발하는 원인은 수없이 많은데 미세먼지도 그중 하나다. 그
것도 암을 일으키는 근거가 확실한 1군 발암물질 군에 속한다. WHO
산하 국제암연구소International Agency for Research on Cancer, IARC는 암을
유발하는 물질을 등급별로 분류한다.

1군부터 4군까지 있는데 1군은 인체에서 암을 일으키는 것이 확인
된 물질이 속한 그룹이다. 담배, 술, 젓갈, 탄 음식, 라돈 등이 여기에
포함된다. 2군은 그룹 A와 B로 세분돼 있으며, 모두 암을 유발할 가
능성이 있는 물질의 그룹이다. 납, 커피, 휘발유 등이 속한다. 3군은
암을 유발한다는 근거가 없는 물질이 속하는 그룹으로 페놀, 차, 카페
인, 콜레스테롤 등이 포함된다. 4군은 비발암물질 그룹이다.

국제암연구소는 2013년 미세먼지를 포함한 대기 오염을 1군 발암

물질로 분류했다. 대기 오염과 미세먼지의 구성성분이나 농도의 정도와 관계없이 그 자체만으로도 암을 일으키는 발암물질이라는 설명을 곁들였다.

이 분류는 대기 오염이 폐암과 방광암을 일으킨다는 여러 연구 결과를 반영한 결과다. 2013년 초 프랑스 리옹에 본부를 둔 국제암연구소가 세계 11개 국가에서 모인 24명의 전문가가 참가한 최종 평가 회의에서 지난 수년간 진행해온 대기 오염의 발암 관련성에 대해 만장일치의 결론을 내리고 대기 오염과 미세먼지를 각각 112번과 113번째 1군 발암물질로 분류한 것이다. 국제암연구소는 보도자료에서 "대기 오염과 건강 영향에 관한 1,000개가 넘는 세계 각국의 연구논문 및 보고서를 정밀하게 검토한 결과, 대기 오염이 폐암의 원인이라는 증거가 충분하다고 결론지었다. 또 방광암 발병 위험을 높이는 증거가 있다"고 했다.

2013년 세계적인 의학 학술지 〈랜싯Lancet〉에 게재된 논문은 미세먼지와 폐암의 상관성을 잘 밝혀냈다. 이 논문에서 덴마크 연구진은 유럽 9개 나라 30만 명의 건강자료와 2,095명의 폐암 환자를 대상으로 초미세먼지 농도가 5μg/m³ 높아질 때마다 폐암 발생 위험이 18%씩 증가하고, 미세먼지는 10μg/m³ 높아질 때마다 폐암 발생 위험이 22% 증가한다는 결론을 내렸다.

미세먼지와 조기 사망에 관한 연구 결과도 있다. 네덜란드 연구팀은 유럽 13개국 36만 7,000명을 대상으로 한 방대한 역학 연구를 통해 초미세먼지 농도가 5μg/m³씩 높아질 때마다 조기 사망 확률이

7% 증가한다는 연구 결과를 2013년 〈랜싯〉에 보고했다. 이 연구를 통해 초미세먼지 농도가 낮은 10~30μg/m³ 사이에서도 폐암 발병이 증가한다는 사실도 밝혀졌다.

국제암연구소는 대기 오염으로 체내 DNA가 손상되거나 변이되며, 염증 반응이 일어나고, 면역체계가 손상되는 과정도 확인했다. 국제암연구소는 대기 오염의 농도와 성분이 지역과 국가별로 차이를 보이지만 대기 오염과 미세먼지가 암을 일으킨다는 사실은 세계 모든 지역에서 예외 없이 적용된다고 강조했다. 국제암연구소의 커트 스트라이프Kurt Straif 박사는 "이제 대기 오염은 일반 보건의료 차원의 중요한 위해 요인임은 물론이고 암 사망을 일으키는 가장 큰 환경 요인"이라고 말했다.

당시 우리나라는 이 사실을 잘 몰랐다. 국제암연구소가 미세먼지를 포함한 대기 오염을 1군 발암물질로 분류한 직후인 2013년 12월 환경보건시민센터가 서울대 보건대학원 직업환경건강연구실과 공동으로 벌인 여론조사에서 WHO가 대기 오염과 미세먼지를 1군 발암물질로 지정한 사실을 아는지를 묻는 말에 응답자의 약 60%는 '모른다'고 답했다. '알고 있다'는 응답자는 약 35%에 불과했다.

이후에도 미세먼지와 암 관련성에 관한 근거는 꾸준히 보고됐다. 중국의학과학원 암연구소 연구팀은 국제 학술지 〈임상의학의를 위한 암저널A Cancer Journal for Clinicians〉에 게재한 논문에서 2015년 중국에서 신규 폐암 발병 건수가 73만 3,000건에 달했다고 밝혔다. 중국 전체 신규 암 발병 건수 429만 2,000건의 약 17% 수준으로 하루 2,800

명씩 폐암에 걸린다는 의미다. 2015년 폐암으로 사망한 사람은 61만 명으로 하루 1,671명꼴이다. 연구팀은 연구 논문을 통해 "세계 최악인 실외 대기 오염과 석탄 등 화석연료를 사용한 난방, 조리에 따른 실내 공기 오염, 토양·식수 오염은 중국 인구가 많은 환경성 발암물질에 노출됐다는 것을 뜻한다"고 분석했다.

먼지에 붙은 위험한 물질들

미세먼지와 무관할 것 같은 유방암도 사실은 미세먼지와 관련이 있는 것으로 나타났다. 2020년 3월 자연과학과 임상과학 분야에 저명한 학술지 〈사이언티픽 리포트Scientific Reports〉에 발표된 국내 연구 결과는 미세먼지가 유방암 발병은 물론 사망에도 기여한다는 내용이다.

서울아산병원 연구팀은 2005~2016년 전국 252개 시·군·구의 유방암 발생 통계와 대기 오염의 관계를 분석했다. 그 결과, 대기 중 미세먼지가 10μg/m³ 증가할 때마다 유방암 위험이 13%씩 증가하는 것으로 나타났다. 유방암으로 인한 사망 위험도 증가했다. 미세먼지 농도가 10μg/m³ 늘어날 때마다 유방암으로 인한 사망 위험은 5%씩 올랐다.

대기 중에는 미세먼지 외에 다른 오염물질도 있다. 그런 오염물질도 유방암 발병에 영향을 미친다. 공기 중 이산화질소의 농도가 10ppb part per billion: 미량 함유 물질 농도 단위의 하나로, ppm보다 더 작은 농도의 표시에 사용되며 10억분율을 의미한다 증가할 때마다 유방암 발병 위험은 14%씩, 일산화탄소 농도가 100ppb 늘어날 때마다 8%씩, 이산화황 농도가 1ppb 증가할 때마다 4%씩 높아졌다. 그러나 유방암 사망률과는 이렇다 할 연관성을 찾지 못했다.

홍콩에서도 매년 초미세먼지 농도가 10μg/m³씩 증가할 때 유방암 위험이 80% 증가한다는 연구 결과가 나온 바 있다. 대기 오염물질은 직접적으로 유전자 돌연변이를 만들어 유방암 발병 위험을 높인다. 또 대기 오염물질은 간접적으로 유방 조밀도(치밀 유방)도 증가시킨다. 치밀 유방은 그 자체가 유방암의 위험 요인이다. 일반적으로 서양인보다 동양인 여성에게 치밀유방이 약 20% 많다. 치밀 유방은 나이, 체형뿐만 아니라 여성호르몬의 영향을 받는다. 여성 호르몬은 유방의 치밀도를 높이는 것으로 알려졌다. 그런데 대기 중 일부 오염물질이 체내에서 여성호르몬처럼 작용하면서 유방 치밀도를 높이는 것으로 추정된다. 한마디로 미세먼지와 결합한 오염물질이 체내에서 가짜로 여성호르몬 행세를 하는 셈이다.

먼지는 대기 중 오염물질과 결합해 더 강력한 유해물질이 된다. 미국 캘리포니아 남부해안대기환경국 South Coast Air Quality Management District, SCAQMD 은 2008년 다중 대기 독성 노출 연구를 통해 대기 위해성 평가를 실시했다. 디젤을 포함한 공기 오염물질의 발암 기여도를 평가한 것이다. 디젤 배기가스에서 나오는 초미세먼지가 대기 중 초미세먼지 농도에 기여하는 정도는 약 15%로 나타났다. 어떻게 보면 그렇게 큰 비중이 아닐지 몰라도 디젤 배기가스는 WHO가 지정한 1군 발암물질이다. 디젤 배기가스의 발암 기여도는 84%로 같은 1군 발암물질인 벤젠(4.5%)보다 훨씬 높다.

WHO가 2013년 미세먼지를 발암물질로 발표한 이후 미세먼지와 폐암 상관성에 대한 연구가 진행됐고 사실로 밝혀졌다. 예전에는 폐암을 일으키는 주원인이 담배였다. 하지만 최근 비흡연자에게 많이 생기는 폐선암 등이 증가했고 그것이 대기 오염으로 인한 미세먼지 증가와 상관관계가 있다는 연구 결과들이 발표됐다. 이로 미루어 볼 때 폐암의 주원인은 더 이상 담배가 아니다. 특히 미국과 캐나다에서는 초미세먼지가 10㎍/㎥ 증가할 때마다 폐암 발생률이 4→6→8%로 증가한다는 연구결과를 발표했다. 미세먼지 농도가 증가하면 호흡기질환 사망률과 입원율이 증가하고 폐암 발생률도 증가하는 것이 입증된 셈이다. 미세먼지에 많이 노출되는 도시 사람, 디젤 자동차를 운전하는 사람, 도로가에 거주하는 사람 등이 폐암에 걸릴 확률이 높다.

여성의 폐암 발생률이 증가하므로 중년 이후 여성은 아무런 증상이 없어도 한 번 정도 폐의 컴퓨터 단층촬영Computed Tomography, CT을 권하는 의사가 많다. 사망률이 높은 폐암이라도 3cm 이하 폐 결절일 때 발견해 초기인 1기에 수술로 제거하면 완치율이 90%에 이르기 때문이다. 하지만 2기만 되도 생존율은 60%로 떨어진다.

5

10명 중 1명은
대기 오염으로 죽는다

    1993년 세계적인 의학지 〈뉴잉글랜드 의학저널〉에 대기 오염과 사망과의 관련성을 밝힌 연구 결과가 게재됐다. 미국 하버드대 공중보건학 연구팀이 미국 여섯 개 도시 8,111명을 14~16년 동안 추적 관찰했더니, 대기 오염이 심한 지역에서 폐암, 폐질환, 심장질환으로 사망한 비율은 오염이 적은 지역보다 1.26배 높다는 결론에 도달했다. 흡연과 같은 개인적인 위험 요인을 배제하고 공기 오염과 사망의 상관관계만 밝힌 논문이어서 신뢰도가 높다. 이 논문은 지금도 대기 오염과 사망과의 관련성을 논할 때마다 인용되는 의학적 근거다.

    2012년 유럽환경국European Environmental Bureau, EEB은 유럽 40개국의 대기 오염에 의한 조기 사망자를 조사했다. 조기 사망이란 기대 수명보다 이전에 사망하는 것을 의미한다. 대기 오염물질을 성분별로 나눠본 결과 초미세먼지로 사망한 사람이 43만 2,000명으로 가장 많았다. 이산화질소에 의한 사망자가 7만 5,000명, 오존에 의한 사망자는 7,000명으로 집계됐다. 조기 사망자의 약 80%는 미세먼지가 원인인 셈이다.

특히 석탄이나 석유와 같은 화석연료를 사용할 때 발생하는 미세먼지가 문제라는 연구 결과도 나왔다. 미국 하버드대 연구팀은 2012년 화석연료를 사용하면서 발생한 미세먼지로 인한 사망자를 세계 사망자의 21.5%로 집계했다. 국가별로 보면 중국이 40.2%로 가장 높았고 방글라데시가 36.5%로 그 뒤를 이었다. 한국은 30.5%로 네 번째다. 당시 한국 수도권에서만 연간 4,000~5,000명이 화석연료의 미세먼지로 사망하는 것으로 나타났다.

이와 같은 연구 결과들이 누적되면서 미세먼지를 포함한 공기 오염은 사망의 주요 원인으로 급부상했다. 세계은행World Bank이 2016년 발표한 '공기 오염의 가격'이라는 제목의 보고서에는 인간의 사망에 기여하는 위험 요인을 순위로 나타낸 그래프가 있다. 1위는 28.7%를 차지한 대사 위험으로, 복부 지방, 고혈압, 고혈당, 비정상적인 콜레스테롤 등이다. 2위는 음식 위험(20.5%)이고 3위는 흡연(11.2%)이다. 공기 오염(10.1%)은 알코올과 약물 사용(5.8%)을 제치고 4위를 차지했다.

더 상세히 살펴보면 공기 오염은 잘사는 나라에서 사망 위험 요인 4위이고 못사는 나라에서는 흡연보다 순위가 높은 3위로 집계됐다. 경제력에 따라 공기 오염이 사망에 기여하는 차이가 나는 이유는 여러 가지가 있겠지만 가장 무시할 수 없는 것은 연료다. 경제력이 있는 나라는 다소 비싸더라도 오염물질 배출이 적은 연료를 사용하므로 공기 오염이 상대적으로 덜하고, 그렇지 못한 나라는 오염물질 배출이 많은 저질 연료를 사용함으로써 공기 오염이 심해질 수 있다.

공기 오염이 사망에 기여하는 비율이 10.1%면 세계적으로 사망자 열 명 중 한 명 이상은 공기 오염이 원인이라는 이야기와 같다. 공기 오염이 술이나 약물보다 높은 사망 위험 요인이라니 놀랍기만 하다. 심지어 일부 국가에서는 흡연보다 공기 오염으로 사망하는 사람이 더 많다.

국내에서도 공기 오염으로 사망하는 사람이 적지 않다. WHO의 국가별 사망자 데이터에는 2016년 한국에서 1만 5,825명이 오염된 공기로 사망한 것으로 집계됐다. 또 미국 비영리단체 보건영향연구소 Health Effects Institute, HEI가 발표한 '지구 공기 상태 2019' 보고서에서도 2017년 한 해 한국에서 공기 오염으로 사망한 사람이 1만 7,300명으로 나타났다. 국내에서 공기 오염으로 인한 사망자는 1990년 1만 3,100명, 1995년 1만 3,200명, 2005년 1만 5,200명, 2013년 1만 6,600명으로 꾸준히 증가해왔다.

매년 700만 명이 대기 오염으로 사망

공기 오염이 어떤 병을 일으키기에 사람을 사망하게 만드는 것일까? WHO가 사망자의 직접적인 사망 원인을 분석했더니 가장 큰 원인은 심장·뇌혈관질환으로 전체의 58%나 차지했다. 2위는 만성 폐쇄성 폐질환(18%)이었고, 3위 급성 하기도질환(18%) 4위 폐암(16%) 순으로 집계됐다.

우리는 단순히 숨쉬기가 불편한 정도를 지나 생명을 위협하는 심각한 공기 오염 시대에 사는 셈이다. 이미 국제사회도 이 문제에 경고음을 내고 있다. WHO는 2018년 세계 공기 오염 실태를 조사한 결과를 발표했는데, 세계 108개국 4,300개 도시에서 매년 약 700만 명이 공기 오염으로 사망한다는 충격적인 내용이다.

WHO는 2018년 한 해 말라리아로 사망한 사람이 세계적으로 약 40만 5,000명이라고 집계한 바 있다. 유엔 에이즈 프로그램UNAIDS에 따르면 2019년 에이즈로 사망한 사람은 세계적으로 약 69만 명이다. 매년 공기 오염으로 사망한 사람이 말라리아 또는 에이즈로 사망한 사람보다 약 10배 이상 많은 셈이다. WHO의 마리아 네이라Maria Neira 박사는 미국의 보도 채널 CNN과의 인터뷰에서 공기 오염의 심각성을 이렇게 표현했다.

"세계의 많은 곳에서 대기 오염이 매우 높은 수위를 유지하고 있다. 대기 오염은 건강에 대한 최대 환경 위험일 뿐만 아니라 현재 보건의 가장 큰 도전 대상이다."

세계 인구 열 명 중 아홉 명은 WHO가 제시한 공기의 질 권고치 이상으로 오염된 공기로 숨을 쉬는 것으로 집계됐다.

한국인의 사망 원인 1위는 암이지만 인도인의 사망 원인 1위는 미세먼지라고 할 정도로 인도에는 오염물질을 내뿜는 세계적인 공장이

몰려 있다. 게다가 14억 명에 가까운 인구가 끊임없이 움직이면서 미세먼지를 발생시킨다. 인도와 중국은 한창 경제적으로 발전하는 과정에 있으므로 대기 오염에 신경을 쓸 겨를이 없다. 예전의 우리가 그랬던 것처럼, 국민의 건강보다 국가 차원의 경제적 발전이 우선 과제인 탓에 미세먼지에 대한 연구는 항상 뒷전으로 밀린다.

잘사는 나라라고 해서 미세먼지로부터 자유로운 것도 아니다. OECDOrganization for Economic Cooperation and Development, 경제협력개발기구 는 '2019 한눈에 보는 보건' 보고서를 통해 2016년 기준 회원국의 인구 10만 명당 평균 40명이 대기 오염으로 조기 사망했다고 발표했다. 한국의 대기 오염에 의한 사망자는 OECD 회원국 평균보다 조금 적은 인구 10만 명당 35명으로 집계됐다. 이 수치는 1990년 54명보다 감소했으나 OECD 회원국 가운데에서는 좋은 성적이 아니다. 조사 대상 가운데 공기가 가장 청정한 국가는 뉴질랜드인데 대기 오염으로 사망하는 인구가 10만 명당 14명으로 나타났다.

이처럼 조기 사망자 수는 미세먼지 오염의 심각성을 잘 대변한다. 다만 사망자 수를 읽을 때는 왜곡된 부분까지 살펴야 한다. WHO는 2018년 183개국의 초미세먼지에 의한 조기 사망자 추정치(2016년 기준)를 정리해 발표했다. 중국이 약 115만 명으로 1위, 인도가 약 109만 명으로 2위다. 중국과 인도가 각각 100만 명 이상의 조기 사망자를 기록했고 3위부터는 10만 명 단위로 크게 떨어진다. 3위인 나이지리아의 조기 사망자는 약 14만 명이다. 우리나라는 1만 5,825명으로 세계 33위다.

그런데 세계에서 미세먼지 오염이 가장 낮은 국가 중 하나인 미국이 약 7만 7,000명, 일본은 약 5만 4,000명으로, 우리나라 보다 무려 5배와 3.5배 높다. 또 미세먼지 농도가 우리보다 훨씬 낮은 유럽 국가인 독일은 약 3만 7,000명, 이탈리아는 2만 8,000명, 영국은 2만 1,000명, 프랑스는 1만 6,000명으로 모두 초미세먼지로 인한 조기 사망자 숫자가 우리나라보다 훨씬 많다.

왜 그럴까? 일단 인구가 많을수록 조기 사망자 수도 많을 수밖에 없다. 그래서 인구 값을 보정한 통계치가 필요하다. WHO가 인구 10만 명당 조기 사망자를 계산했더니 미국의 조기 사망자 수는 10만 명당 24명으로 우리나라의 31명보다 적다. 그렇지만 일본(43명)과 유럽 국가들(32~49명)은 여전히 우리나라의 조기 사망자 수보다 많다. 여기서 다시 고려해야 할 점이 연령 구조의 차이다. 같은 인구라도 고령자나 환자 비율이 높을수록 조기 사망자가 많을 수밖에 없다. 일본과 유럽 국가들은 고령자가 많아 미세먼지 농도는 우리나라보다 낮아도 조기 사망자 수는 높게 나온다.

이런 오류를 바로잡기 위해 보건학계에서는 연령 표준화 작업을 한다. 각국의 연령 구조의 차이를 최소화하는 것이다. WHO는 연령 표준화 작업을 거친 통계치를 계산했다. 그랬더니 미국, 영국, 독일, 일본 등의 초미세먼지로 인한 조기 사망률이 크게 낮아졌다. 미국의 조기 사망자 수는 10만 명당 13명, 영국은 14명, 독일은 16명, 일본은 12명이다. 한국의 조기 사망률은 인구 10만 명당 18명이다.

조기 사망률이 높은 나이지리아(147명), 차드(130명), 니제르(125명)

초미세먼지로 인한 주요국 조기 사망률(인구 10만 명당, 연령 표준화)

국가	나이지리아	인도	북한	한국	독일	영국	미국	일본
조기사망률	147	109	81	18	16	14	13	12

WHO 2018년 발표 자료   (단위: 명)

등에 비하면 우리나라의 조기 사망률은 높지 않다. 과거보다 미세먼지 농도가 옅어졌고 국민의 건강이 좋아졌기 때문이다.

또 이런 것들을 종합해 실질적으로 건강 피해 정도를 나타내는 지표가 있다. 보건학에서 질병부담지표로 사용하는 DALY disability adjusted life year다. 우리말로는 '장애보정수명'이라고 할 수 있는데, 조기 사망, 질병, 장애로 인한 건강한 삶의 손실을 의미한다. 수치가 낮을수록 건강 피해가 적다는 의미다.

WHO는 초미세먼지로 인한 국가별 사망률 통계 자료를 밝히면서 DALY도 발표했다. 인구 10만 명당 연령 표준화 DALY 값을 보면 우리나라는 394년으로 세계 29위다. 한국은 세계 국가 중에서 미세먼지로 인한 건강 피해가 적은 국가 그룹에 속하는 셈이다. 미세먼지로 인한 질병 부담이 우리나라보다 낮은 국가는 호주, 뉴질랜드, 캐나다, 미국, 일본, 유럽 국가들로 대부분 OECD 국가들이다. DALY 값이 가장 높은 국가는 차드로 4,821년이다. 그 외 중동과 아프리카 국가들이 대부분 초미세먼지로 인한 건강 피해가 큰 국가 그룹에 속한다.

국민 80% "미세먼지가 생활에 심각한 영향 미친다"

우리 국민은 미세먼지를 어떻게 인식하고 있을까? 글로벌 통합 정보 분석 기업 닐슨코리아가 2019년 2월 국내 19~70세 1,000명을 대상으로 '미세먼지에 관한 한국인의 인식 조사'를 온라인으로 진행해 그 결과를 같은 해 4월에 발표했다. 한국인 열 명 중 여덟 명은 미세먼지가 생활에 심각한 영향을 미친다고 답한 것이 핵심 내용이다.

미세먼지 때문에 일상생활이나 업무 등의 활동을 연기하거나 취소한 경험이 있다는 사람이 전체 응답자의 반수 이상(52.3%)을 차지했다. 이러한 경험은 남성(50%)보다 여성(54.7%)이 더 많이 한 것으로 나타났고 연령별로는 30대가 63.6%로 모든 연령층 가운데 가장 높게 나타났다.

미세먼지로 인한 건강 악화를 우려한 사람도 적지 않았는데, 비교적 젊은 사람일수록 그런 우려가 더 큰 것으로 조사됐다. 미세먼지 때문에 건강이 악화했고 건강을 걱정한다고 응답한 사람은 30대 (17.2%)에서 가장 높게 나타났고 이어 20대(16.0%), 50대 이상(9.9%), 40대(8.7%) 순으로 집계됐다.

6

혈액을 타고 심장으로 갈 때
벌어지는 일

    많은 사람들이 미세먼지가 호흡기와 폐를 망가뜨리는 것으로 안다. 틀린 말은 아니다. 미세먼지는 주로 호흡기를 통해 폐로 유입되므로 호흡기와 폐가 일차적으로 피해를 본다. 그러나 심각성 면에서는 심장과 뇌혈관에서 발생하는 문제가 더 크다. WHO와 국내외 연구의 결과를 종합하면 대기 오염으로 사망하는 사람의 직접적인 원인은 주로 혈관질환이다. 호흡기질환과 폐질환은 그다음이다.

    미세먼지와 혈관질환 사이의 관계를 밝히려는 시도는 2000년 이후 꾸준히 이어졌다. 대표적인 것이 2005년 〈환경보건전망〉을 통해 발표된 미국 서던캘리포니아대학교 환경의학과 연구팀의 연구 결과다. 연구팀은 미국 로스앤젤레스 거주하는 시민 798명의 경동맥 혈관 벽 두께를 측정했다. 경동맥은 목에 있는 굵은 혈관으로 심장에서 나온 혈액이 얼굴과 머리로 가는 통로다. 이 경동맥의 혈관 벽 두께가 두꺼워지면 동맥경화 등 심장혈관질환을 의심할 수 있어서 경동맥 혈관 벽 두께 측정이 심장혈관질환을 예측하는 한 가지 수단으로 활용된다.

동시에 연구팀은 그들이 사는 지역의 초미세먼지 농도도 측정했다. 경동맥 두께와 초미세먼지 농도를 종합해서 분석한 결과 초미세먼지 농도가 증가할수록 동맥경화 위험도 비례해서 커지는 것으로 나타났다. 즉 초미세먼지 농도가 $10\mu g/m^3$ 증가할 때 동맥경화 위험은 5.9% 높아졌고, $20\mu g/m^3$ 증가할 때는 그 위험이 12.1% 올랐다. 초미세먼지와 혈관질환은 무관하지 않으며 초미세먼지 농도가 짙을수록 동맥경화 위험이 커진다는 결론이다.

동맥은 심장에서 나온 피를 온몸으로 보내는 중요한 혈관이다. 이 동맥이 좁아지거나 딱딱하게 굳는 병이 동맥경화로, 동맥경화가 생기면 혈액의 흐름에 장애가 발생한다. 이것이 심장에 부담을 줘서 심장 기능에도 점차 문제가 생긴다. 동맥경화는 주로 콜레스테롤이나 중성지방이 혈관에 쌓이면서 발생하지만, 미세먼지도 한 가지 요인이 된 셈이다. 이와 같은 연구 결과를 근거로 미국심장협회American Heart Association, AHA는 2004년과 2010년 "초미세먼지가 심혈관질환과 사망에 기여한다"고 발표했다.

초미세먼지와 관련된 심혈관질환은 동맥경화뿐만 아니라 고혈압, 당뇨, 부정맥, 심부전, 이상지질혈증, 죽상동맥경화증, 허혈성 심장질환(협심증, 심근경색증) 등 다양하다. 모두 생명을 위협하는 심각한 질병이다.

고혈압은 그 자체가 심혈관질환의 주요 위험인자인데, 미세먼지를 포함한 대기 오염이 증가하면 고혈압 발생도 늘어난다는 사실이 여러 연구로 증명됐다. WHO가 1~5년 동안 50세 이상 1만 2,665명을 대상으로 초미세먼지 연평균 농도와 고혈압 발생을 추적해 관찰한 연구에서 초미세먼지가 10μg/m³ 증가할 때 고혈압은 1.14배 증가한다는 결과가 나왔다. 2001년부터 2014년까지 36만 1,560명을 대상으로 한 대만의 대규모 코호트cohort: 동일 집단 연구에서도 초미세먼지 2년 평균 농도가 10μg/m³ 증가할 때 고혈압은 약 1.03배 증가했다.

혈관까지 침투하는 초미세먼지

미세먼지는 심부전 환자의 입원율과 사망률도 올리는 것으로 나타났다. 심부전은 심장의 기능이 약해져서 혈액 공급이 불안정해지는 병이다. 영국 연구팀이 미세먼지와 심부전의 관계를 밝힌 우수 연구 논문 35편을 종합해 분석한 결과를 2013년 국제적 학술지 〈랜싯〉에 보고했다. 초미세먼지가 10μg/m³ 증가할 때 심부전 입원율은 1.28% 증가했고, 미세먼지 10μg/m³ 증가도 심부전 입원율을 0.72% 높였다. 초미세먼지와 미세먼지 모두 심부전 악화로 인한 사망률의 증가에 유의미한 영향을 준다는 결론이다. 연구팀은 "미국의 경우 초미세먼지 농도를 3.9μg/m³ 낮추면 7,978명이 심부전으로 입원하지 않아도 된다"며 연간 약 3억 달러를 절약하는 셈이라고 밝혔다.

죽상동맥경화증은 혈관 안쪽에 콜레스테롤이 쌓이면서 혈관이 좁아지거나 막혀서 말초혈관으로 혈액이 잘 공급되지 않은 병이다. 특히 심장의 가장 중요한 혈관인 관상동맥에 이런 현상이 생긴 것을 관상동맥경화증이라고 한다. 죽상동맥경화증의 합병증으로는 협심증, 심근경색, 뇌졸중 등 치명적인 것들이 있다. 주요 위험 요인으로는 가족력, 흡연, 고혈압, 당뇨, 이상지질혈증, 비만, 운동 부족, 스트레스 등이 꼽히는데 최근에는 미세먼지 등 환경적 요인도 죽상동맥경화증과 무관하지 않은 것으로 밝혀졌다.

독일은 초미세먼지가 관상동맥경화증의 진행에 영향을 준다고 국제 학회에 보고했고, 미국도 초미세먼지 농도가 $10\mu g/m^3$ 증가할 때마다 경동맥의 혈관 벽 두께가 증가한다고 발표했다. 혈관 벽 두께가 두꺼워지면 그만큼 혈관이 좁아지면서 혈류에 이상이 발생한다.

허혈성 심장질환은 크게 협심증과 심근경색증으로 구분할 수 있다. 협심증은 혈관이 서서히 좁아져 심장 근육에 혈액 공급이 일시적으로 모자라는 허혈 상태를 말한다. 혈관이 좁아지다 못해 터지면서 혈관이 막혀 혈액이 심장 근육에 공급되지 않는 상태가 심근경색증이다. 혈액이 심장 근육에 공급되지 않으면 심장은 멈춘다. 우리가 흔히 돌연사라고 하는 갑작스러운 사망의 한 가지 원인이 심근경색증이다.

이와 같은 허혈성 심장질환의 위험성이 미세먼지로 인해 커진다는 연구 결과가 있다. 미국 보스턴 지역에 사는 772명의 심근경색 환자를 대상으로 한 연구에서 심근경색의 발병 2시간 전에 초미세먼지가 $10\mu g/m^3$ 증가할 경우 발병 위험도가 1.48배, 24시간 동안 $20\mu g/m^3$

증가할 경우 1.69배 증가했다. 초미세먼지에 몇 시간만 노출돼도 심근경색 위험이 커진다는 이야기다.

이따금 우리는 비행기의 좁은 좌석에서 오래 앉아 해외여행을 간다. 또 명절에는 장시간 운전할 때도 있다. 이처럼 오래 다리를 움직이지 않으면 다리 정맥에 혈전이 생겨 혈관을 막는 일이 발생하는데, 이것이 심부정맥혈전증이다. 흔히 이코노미 클래스 증후군이라고도 한다. 다리에서 생긴 혈전이 폐로 이동해 폐동맥을 막으면 폐색전증이 생기기도 한다. 미세먼지와 정맥질환에 대한 연구는 흔하지는 않지만 2008년 871명을 대상으로 한 이탈리아 연구에서 장기간에 걸쳐 미세먼지의 농도가 $10\mu g/m^3$ 증가할 때 심부정맥혈전증이 1.7배 높아지는 것으로 나타났다.

심근경색에 뇌졸중까지

이처럼 미세먼지가 심혈관질환 위험을 높인다는 사실이 의학적으로 증명됐다. 심지어 미세먼지 때문에 사망률도 증가한다는 연구 결과가 속속 나오고 있다. 약 30년 동안 추적 관찰한 스웨덴 연구에서 미세먼지의 농도가 증가할 때 심근경색증은 1.39배 높아지는 것으로 나타났다. 또 13년 동안 1,120명을 대상으로 사망률을 조사했더니 초미세먼지가 $10\mu g/m^3$ 증가할 경우 심혈관질환으로 인한 사망 위험은 1.3배, 심혈관질환 재발 위험은 1.5배 늘었다.

일본에도 비슷한 연구 결과가 있다. 일본 도쿄 지역에서 심근경색으로 사망한 1만 4,950명을 대상으로 한 연구에서 부유분진suspended particle matter, SPM이 높은 경우 심근경색으로 인한 사망률이 증가했다. 미세먼지에 노출되는 기간이 일주일 이내인 단기 노출과 심근경색의 관련성을 보고한 34개 논문을 분석해 종합한 메타분석 연구에서 초미세먼지는 1.025배, 미세먼지는 1.006배로 심근경색의 발생 위험을 유의미하게 올리는 것으로 나타났다.

질병관리본부가 2019년 공개한 '미세먼지·황사 건강피해 예방 및 권고지침 개발연구'에 따르면 장기간 초미세먼지 농도가 평균 10㎍/㎥ 증가할 때 전체 사망률이 대략 10% 높아지며 심혈관질환 연관 사망률은 3~76%까지 증가하는 것으로 나타났다.

"미세먼지는 주로 호흡기질환을 유발하고 단기 효과에 머무는 반면 초미세먼지는 폐포 등 점막을 통해 체내에 침입해 주요 신체 반응을 유발한다"고 강조한 강시혁 분당서울대병원 순환기내과 교수는 "초미세먼지와 동맥경화성 질환 등 주요 심혈관계 질환의 연관성이 증명되고 있으며 단기 효과뿐만 아니라 장기 효과를 일으킨다"고 경고했다. 대기 오염에 노출된 후 수 시간 또는 수일 내에 발생하는 반응을 단기 효과라고 하고 수개월에서 수년에 걸쳐 나타나는 반응을 장기 효과라고 한다. 강 교수는 초미세먼지에 의한 심혈관계 영향은 단기 효과와 장기 효과 모두 존재하는데 장기 효과의 영향이 훨씬 강력한 것으로 보고됐다고 설명했다.

심혈관질환의 위험이 커진다는 것은 뇌졸중 위험도 있다는 말이다. 심근경색을 일으키는 혈전이 뇌의 혈관을 막는 것이 뇌경색이기 때문이다. 혈전이라는 원인이 심장의 혈관이든 뇌혈관이든 막는 이치는 같다. 그래서 이 두 가지를 심뇌혈관질환이라고 표현하기도 한다.

뇌졸중 원인은 흡연, 과음, 운동 부족, 비만 등이 꼽히는데 요즘은 미세먼지가 한 가지 원인으로 떠오르고 있다.

가장 흔한 부정맥인 심방세동이 있는 사람이 미세먼지에 자주 노출되면 뇌경색 위험이 커진다는 연구 결과가 2020년 미국의학협회 Journal of the American Medical Association, JAMA 저널 〈네트워크 오픈JAMA Network Open〉에 실렸다. 심방세동은 심장의 윗부분인 심방이 이따금 가늘게 떠는 상태가 되면서 심박 수가 급상승하는 현상이다. 당장 생명에 위협을 주는 것은 아니지만 이런 일이 잦을수록 뇌졸중 위험이 커진다.

미국 피츠버그대학교 메디컬센터 심장병 연구팀이 펜실베이니아주의 공기 오염이 심한 서부 지역에 살면서 2007년에서 2015년까지 심방세동 치료를 받은 61~87세 노인 3만 1,414명을 대상으로 연구를 진행했다. 연구 기간 동안 전체 대상자 중 1,546명이 뇌경색 진단을 받았다.

전체적으로 심방세동이 있는 사람이 높은 농도의 미세먼지에 노출되면 뇌경색 위험이 20% 이상 높아지는 것으로 나타났다. 미세먼지 노출이 6% 증가할 때마다 뇌경색 위험은 8%씩 높아지는 것으로 분석됐다. 연구 대상자가 대부분 고령자이므로 다른 기저질환이 있을 것으로 짐작되지만, 미세먼지 노출이 뇌경색 위험을 촉진했을 것으로 연구팀은 추측했다.

WHO가 2014년에 발표한 '미세먼지로 인한 질환별 사망자 수' 자료에 따르면 미세먼지로 인한 조기 사망자 가운데 뇌졸중과 허혈성 심장질환으로 사망한 경우가 각각 40%를 차지했다. 전체 사망자의 80%가 혈관성 질환과 관련이 있으며 이는 만성 폐질환(10.4%)과 폐암(6.4%)이 차지하는 비율보다 높았다.

우리나라 통계만 봐도 뇌졸중은 사망 원인 4위로 흔한 질병이다. 2019년 통계청의 '대한민국 사망 원인 통계' 자료를 보면 우리나라 인구 10만 명당 뇌졸중으로 인해 사망하는 인구는 42.0명이다. 암(158.2명), 심장질환(60.4명) 폐렴(45.1명)에 이어 네 번째다.

혈액 순환에 문제가 생기면 심뇌혈관질환뿐만 아니라 다양한 질환이 발병할 수 있다. 예를 들어 남성에게는 발기 부전이 생길 수도 있다. 발기는 혈류가 증가하는 현상이다. 음경 내부에 있는 음경해면체와 요도해면체에 혈류가 모이면서 발기가 된다. 이 현상이 나타나지 않는 병이 발기 부전이다. 발기 부전은 성욕은 있으나 발기가 되지 않거나 발기가 되더라도 유지 시간이 짧은 증상을 통틀어 일컫는다. 이런 증상이 보통 3개월가량 지속하면 병원에서 발기 부전이라고 진단한다.

중국 광저우 의대가 이를 입증하는 동물실험 결과를 2019년에 발표했다. 연구팀은 수컷 쥐를 정기적으로 휘발유와 디젤 차량의 배기가스에 노출하고 성적 흥분 수준을 관찰했다. 그 결과, 배기가스에 노출된 시간이 길수록 성적 자극에 대한 반응이 줄어드는 것으로 나타났다. 배기가스에서 배출되는 미세먼지가 혈관에서 염증을 유발하고 생식기에 산소 공급을 차단해 남성의 성 기능에 영향을 준다는 것이다. 영국성의학회 회장인 제프 해킷Geoff Hackett 박사는 미세먼지와 발기 부전과의 관계를 이렇게 설명했다.

"배기가스에 의해 혈액 속 산소 수치가 감소하면 발기 부전 위험이 매우 증가한다. 쥐를 대상으로 한 연구 결과지만 인간에게도 그대로 적용될 수 있을 것으로 본다."

비만한 사람, 미세먼지에 더 취약

비만일수록 미세먼지 영향을 더 받는다. 비만한 사람이 나쁜 공기에 자주 노출되면 정상 체중을 가진 사람보다 폐 기능 저하, 고혈압, 갑상샘 호르몬 이상, '나쁜 콜레스테롤'이라고 불리는 LDLlow density lipoprotein: 저밀도 지방단백질 콜레스테롤 증가와 같은 위험도가 증가한다.

서울대병원과 국립암센터 공동 연구팀은 2020년 11월 대기 오염이 비만 수준에 따라 갑상샘 호르몬과 LDL 콜레스테롤에 미치는 영향을 분석한 결과를 임상내분비학회지와 국제비만학회지에 각각 게재했다. 이 연구는 2006년부터 2014년까지 서울대병원 건강검진 센터를 방문한 성인을 대상으로 이들 거주지의 대기 오염 정도를 파악했다.

연구 결과에 따르면 전신 비만(BMI 25kg/㎡ 이상) 그룹은 이산화질소와 일산화탄소 농도 증가가 갑상샘 기능 저하와 관련 있는 것으로 나타났다. 또 복부 CT로 측정한 내장지방 면적이 150㎠ 이상인 복부 내장비만 그룹은 미세먼지와 이산화황 노출 농도가 증가할수록 LDL 콜레스테롤 수치가 급격히 상승했다. 대기 오염 노출에 따른 갑상샘 기능 저하와 LDL 콜레스테롤 증가는 산화 스트레스 체내 활성산소가 많아져 생체 산화 균형이 무너진 상태 및 염증 반응과 밀접한 연관이 있을 것으로 추정되며 비만이 이들 반응에 촉매제 역할을 할 수 있다는 것이 연구팀의 설명이다.

7

비흡연자가 폐질환에
걸리는 이유

1970~1980년대 우리나라의 사회상을 보여주는 영상을 유튜브에서 본 적이 있다. 병원 분만실 앞에서 한 남자가 아기의 탄생을 기다리면서 초조한 듯 담배를 피우는 장면이었다. 병원에서 그것도 산부인과 분만실 앞에서 담배를 피우는 모습은 지금으로서는 상상도 못 할 일이다. 지금은 충격적인 장면으로 여기지만 당시에는 당연한 모습이었다. 1990년대까지만 해도 국제선 비행기의 일부 구역에서 담배를 피울 정도로 흡연에 대한 문제의식이 낮았다.

2000년대로 접어들면서 흡연의 유해성이 강조됐고 많은 사람이 흡연에 대한 문제의식을 느끼게 되면서 담배는 점차 건강의 적으로 간주되기 시작했다. 그래서 전문가들은 미세먼지의 유해성을 설명할 때 흡연과 곧잘 비교한다. 미세먼지에 노출되는 것은 담배 연기를 흡입하는 것만큼 건강을 위협한다는 식이다.

실제로 이 두 가지를 비교한 연구가 있다. 미국 보스턴의 보건영향 연구소는 기대 수명에 영향을 미치는 요인이 무엇인지를 찾으려고 했다. 다른 조건이 같을 경우 기대 수명에 가장 큰 영향을 미치는 위험 요소는 식생활이라는 결과가 나왔다. 무엇을 먹느냐에 따라 개인의 기대 수명이 2년 8개월 정도 차이가 난다는 분석이다. 두 번째로 큰 영향을 미치는 요인은 암이다. 기대 수명이 2년 4개월 정도 줄어드는 것으로 조사됐다. 세 번째는 흡연이었다. 흡연은 기대 수명을 1년 10개월 단축하는 것으로 나타났다. 그다음이 미세먼지를 포함한 대기 오염인데, 기대 수명을 약 1년 8개월 감소시킨다. 공기가 나쁜 곳에 사는 사람은 흡연하지 않더라도 흡연자만큼 기대 수명이 줄어든다는 이야기다.

이는 WHO가 2020년 5월 발표한 자료에서도 확인된다. 매년 흡연으로 약 800만 명이 사망하는데 오염된 공기로 사망하는 사람 수도 한 해 약 700만 명에 이른다는 내용이다. 담배는 독한 마음을 먹고 끊을 수 있다지만, 오염된 공기는 피할 도리가 없다. 따라서 대기 오염은 담배보다 더 심각한 건강의 적이 아닐까 싶다.

건강한 사람도 미세먼지가 많은 날에는 기침하기 일쑤다. 미세먼지가 기관지를 자극하기 때문인데 실제로도 미세먼지 농도가 높을수록 호흡기질환으로 병원에 입원하는 사람은 늘어난다. 특히 나이가 많을수록 더 그렇다. 국립중앙의료원 연구팀은 2019년 국민건강보험공단 자료(2002~2010년)를 이용해 서울에서 천식 등 각종 호흡기질환으로 입원한 환자 1만 3,974명이 나쁜 공기에 얼마나 노출됐는지는 살펴봤다. 그 결과 서울의 미세먼지 농도가 50μg/m³에서 10μg/m³씩 증가할 때마다 15세 미만의 어린이가 호흡기질환으로 입원하는 비율이 1.4% 증가했다. 같은 조건에서 65세 이상 노인의 입원 비율은 1.6%, 75세 이상에서는 2.9%나 늘었다.

이미 호흡기질환을 앓고 있는 사람은 미세먼지 노출로 병원에 입원할 가능성이 더 커진다. 서울의 미세먼지 농도가 50μg/m³에서 10μg/m³씩 상승할 때마다 폐렴 환자가 호흡기질환 악화로 입원할 가능성은 1.5% 증가했다. 미세먼지 농도가 증가하면 만성 폐쇄성 폐질환자와 폐렴·천식을 모두 가진 환자의 입원 가능성은 각각 1.5%와 1.6% 높아졌다. 서울의 미세먼지 농도가 80μg/m³ 이상이 되면 입원 환자가 65세 이상 노인에서 3.7%, 75세 이상에서는 4.3%나 증가했다. 모든 사람이 미세먼지 노출을 최소화해야 하겠지만 호흡기질환자나 고령자는 미세먼지에 노출되지 않도록 각별한 주의가 필요하다는 점이 이 연구의 메시지다.

만성 폐쇄성 폐질환 진단률 높여야

미세먼지 농도가 높을수록 독감도 증가한다. 인제대 일산백병원 가정의학과 연구팀은 2016~2017년 미세먼지와 호흡기 바이러스 감염의 상관성을 분석해 그 결과를 2019년 발표했다. 이를 위해 연구팀은 각종 급성 호흡기 감염을 일으키는 독감 바이러스 등 일곱 가지 바이러스의 자료와 미세먼지 자료를 이용했다. 그 결과, 미세먼지의 주간 농도가 1μg/m³ 높아질수록 인플루엔자 바이러스 감염이 약 5%씩 증가하는 것으로 나타났다. 특히 인플루엔자 바이러스 감염은 평균 미세먼지 농도가 2~3주간 연속적으로 높을 때 급증했다.

호흡기질환 가운데에서도 우리가 대수롭지 않게 여기지만 위험한 병은 만성 폐쇄성 폐질환이다. 기도나 폐에 만성적인 염증이 생겨 결국 숨쉬기가 힘들어지는 병이다. 흡연이 가장 큰 위험 요인으로, 만성 폐쇄성 폐질환자의 90% 이상이 흡연자다. 그러나 비흡연자라고 해서 이 질환에서 벗어날 수 있는 것은 아니다. 흡연이 만성 폐쇄성 폐질환의 가장 큰 위험 요소인 것은 분명하지만 유독물질, 공해, 미세먼지 등도 만성 폐쇄성 폐질환을 일으킬 수 있다. 예를 들어 운전기사처럼 공해에 노출되는 빈도수가 높은 직업을 가진 사람은 만성 폐쇄성 폐질환 위험이 크다.

최근 의학계는 만성 폐쇄성 폐질환의 원인으로 흡연과 함께 미세먼지를 꼽는다. 최천웅 강동경희대병원 호흡기내과 교수는 만성 폐쇄성 폐질환과 미세먼지 관계를 이렇게 설명한다.

"천식이나 만성 폐쇄성 폐질환 같은 만성 호흡기질환이 있는 사람은 폐의 컨디션이 중요한데 미세먼지가 폐에 쌓이면 급격하게 악화할 가능성이 커진다. 이로 인해 갑자기 숨이 차고 산소 부족으로 위험에 이를 수 있다."

실제로 건강보험공단의 연구에 따르면 미세먼지 농도가 10μg/m³

증가할 때마다 천식 환자와 만성 폐쇄성 폐질환자의 병원 방문이 유의미하게 증가했다. 또 많은 역학 연구를 통해 미세먼지 농도가 증가할 때 만성 폐쇄성 폐질환으로 병원을 찾는 사람 또는 입원하거나 사망하는 사람의 수가 증가한다는 사실을 확인했다. 즉 미세먼지는 천식과 만성 폐쇄성 폐질환의 발생, 악화, 사망과 관련이 있다.

물론 역학 연구는 큰 인구 집단 단위로 이뤄지기 때문에 이를 근거로 어떤 개인에게서 발생한 천식이나 만성 폐쇄성 폐질환이 곧 미세먼지가 원인이라고 직접 연결 짓기는 쉽지 않다. 가령 같은 지역에 거주하는 사람들은 같은 농도의 미세먼지에 노출되지만 모든 사람에게서 호흡기계 증상이나 질병이 발생하지는 않는다. 사람마다 유전적, 개인적 상태 등 감수성이 다르기 때문이다.

그렇다고 만성 폐쇄성 폐질환을 방치하는 것은 위험천만한 행동이다. 이 질환은 한 번 발생하면 회복되지 않고 계속 진행한다. 결국 기도 폐색으로 호흡 곤란이 생기며, 심하면 숨이 차서 움직이는 것조차 힘들어진다. 또 폐 기능이 떨어져 심장질환이나 폐암의 발생률이 높아지기도 한다.

만성 폐쇄성 폐질환은 사망률도 높은 질환이다. 세계적으로 2초에 한 명씩 사망하며 국내에서도 사망률 순위 7위의 병이다. 순위가 높지 않다고 느낄지도 모르겠지만 단일 질환에 의한 사망률로 따지면 매우 높다. 국내 사망률 1~3위를 차지하는 암, 뇌혈관질환, 심혈관질환은 다양한 질환이 포함된 것이지만 만성 폐쇄성 폐질환 사망률은 오직 만성 폐쇄성 폐질환에 의한 사망만 집계된 것이기 때문이다. 예를 들어 사망률 1위인 암의 경우는 위암, 폐암, 대장암, 간암 등 다양한 암과 종양 등이 포함된다. 사망률 5위와 6위는 질병이 아닌 자살과 교통사고에 의한 것이다.

이처럼 사망 위험이 큰 편인데도 만성 폐쇄성 폐질환의 위험성은 잘 알려지지 않았다. 병에 대한 홍보가 상대적으로 적었고 세계적으로도 많은 연구가 이뤄지지 않았기 때문이다. 이 질환의 주요 원인은 흡연인데, 흡연자가 만성 폐쇄성 폐질환 증상을 보여도 흡연에 의한 일시적인 현상쯤으로 여기기 쉽다. 그러다 보니 병원을 찾는 사람이 적다.

건강보험심사평가원 자료에 따르면 2018년 천식으로 병원을 찾은 환자는 약 141만 명인 데 비해 만성 폐쇄성 폐질환으로 병원을 찾은 사람은 약 19만 명이다. 수치상으로는 천식 환자가 만성 폐쇄성 폐질환자보다 7배 이상 많다. 그러나 의료계는 만성 폐쇄성 폐질환자가 천식 환자보다 2배 이상 많은 약 300만 명에 이를 것으로 추산한다. 만성 폐쇄성 폐질환에 관한 관심 부족으로 진단율이 2.8%에 그친다는 뜻이다.

그렇다면 언제 병원을 찾아야 할까? 만성 폐쇄성 폐질환의 주요 증상으로는 숨이 차고 기침과 가래가 만성적으로 나오고 천명(쌕쌕거림)이 생긴다. 이런 증상은 천식 증상과 유사해서 혼동하기 쉽지만, 천식은 주로 알레르기에 의해 발생하며 어린 나이에서 더 많이 보인다. 또 천식은 증상을 악화시키는 인자가 있어서 계절에 따라 혹은 하루 중에서도 증상의 정도가 크게 달라진다. 숨이 찬 증상이 있다가 없다가 반복하는 경우라면 천식을 의심해볼 수 있다.

무엇보다 천식은 치료하면 폐 기능을 정상으로 회복시킬 수 있지만, 만성 폐쇄성 폐질환은 완치가 어렵다. 다만 기관지 확장제와 같은 약물치료와 호흡 재활 치료로 폐 기능을 어느 정도 개선할 수 있다. 폐 기능만 좋아져도 급성 악화로 인한 입원율을 크게 떨어뜨릴 수 있으니 삶의 질은 그만큼 좋아진다. 따라서 미세먼지로 증상이 악화한 만성 폐쇄성 폐질환 또는 천식 환자는 기존에 처방받은 흡입제를 거르지 말고 잘 사용하거나 증세가 심하면 용량을 2배로 늘릴 필요도 있다. 특히 고령자는 만성 폐쇄성 폐질환 증상을 노화 현상으로 착각해 치료 시기를 놓치는 경우가 많으므로 유의해야 한다.

그래서 의사들은 건강한 사람이라도 40세부터는 1년에 1회 정도 폐 기능 검사를 받으라고 권한다. 흡연력이 있으면서 기침, 가래, 호흡곤란 증상이 있는 사람은 나이와 상관없이 검사를 받는 것이 좋다.

축농증을 악화시기는 디젤 차량

디젤 차량에서는 디젤 연소분진diesel exhaust particle, DEP: 경유를 사용하는 차량 등의 엔진이 연료를 태우면서 발생하는 여러 입자가 기체와 섞인 혼합물이 배출된다. 이것이 만성 부비강염축농증을 악화하는 것이 연구 결과로 확인됐다. 서울대병원 이비인후과 연구팀은 2021년 〈알레르기·임상 면역Journal of Allergy and Clinical Immunology〉 온라인판을 통해 이 같은 연구 결과를 발표했다.

연구팀은 디젤 차량에서 배출하는 디젤 연소분진을 쥐 여섯 마리의 코를 통해 흡입시키고 대조군 여섯 마리와 비교했다. 그 결과 디젤 연소분진을 흡입한 쥐는 'ZEB2 단백질'이 4배 증가했다. 이 단백질은 상피 간엽 이행을 유발해 상피세포가 호흡기를 보호하는 기능을 막는다. 상피 간엽 이행이란 외부 오염원이나 알레르기 유발물질, 병균으로부터 호흡기를 보호하는 상피세포가 장벽 기능 상실로 세포 증식과 섬유화가 높아지는 간엽세포로 변화하는 현상을 말한다. 실제로 사람 콧속에서 얻은 비강 상피세포를 배양한 실험에서도 ZEB2 단백질이 3배 증가했다.

또 연구팀은 부비강염 동물 모델을 디젤 연소분진에 노출했다. 열 마리 쥐 모두에서 콧속에 물혹이 생겼다. 콧속 점막 상피세포에서 ZEB2 발현도 약 4배 증가했고 상피세포가 손상된 부위도 6배 커졌다. 만성 부비강염 환자가 디젤 연소분진에 노출될 경우 ZEB2의 증가와 장벽 기능 감소로 콧속 물혹이 동반되는 심한 만성 부비강염으로 진행될 수 있다는 의미다. 물론 쥐와 사람은 같지 않으므로 동물실험의 결과가 사람에게 똑같이 생긴다고 단정할 수 없다. 그러나 가능성을 충분히 엿볼 수는 있다.

8

알레르기 유발물질과
미세먼지의 결탁

　의학계는 미세먼지를 알레르기 유발물질로 본다. 물론 미세먼지 노출과 알레르기 비염 사이의 관련성에 대해서는 아직 논란이 있다. 그렇지만 미세먼지 자체는 아니더라도 미세먼지와 결합한 유해물질이 알레르기 비염을 유발할 수 있다. 따라서 대기 오염과 알레르기 비염의 연관성을 완전히 배제할 수 없다는 시각이 지배적이다.

　특정 물질에 노출되면 코점막에서 염증 반응이 일어나면서 코막힘, 콧물, 재채기, 가려움(코, 목, 눈) 등의 증상이 생긴다. 감기의 초기 증상도 코막힘이나 콧물이어서 처음에는 알레르기 비염과 감기를 구별하기 어렵다. 일반 감기는 발열, 근육통과 같은 전신 증상과 인후통을 동반하는 경우가 흔하다. 또 감기 증상은 대부분 2주 정도 지나면 사라지지만 알레르기 비염은 증상이 오래가고 자주 재발한다.

2주 이상 치료해도 증상이 계속되면서 해마다 같은 계절에 증상이 반복되거나 자주 재발한다면 알레르기성 비염의 가능성이 크다.

2020년 10월 미국 이비인후과학회지 〈후두경The Laryngoscope〉에 게재된 국내 연구 결과를 통해 미세먼지 농도와 비염 사이의 유의미한 연관성이 확인됐다. 보라매병원 연구팀이 비염 환자 690명을 대상으로 연구한 결과다. 연구팀은 국내 12개 관측소에서 측정한 지역별 미세먼지 농도를 참가자의 거주지와 대조했다. 그 결과 미세먼지 농도 증가가 알레르기성 비염 환자의 증상 악화에 독립적인 위험인자인 것으로 평가했다. 연구팀은 논문에서 "그동안 연관이 있을 것으로만 여겨지던 미세먼지로 인한 비염 증상 악화 위험성을 입증했다"면서 "특히 겨울에는 대기 정체로 인해 고농도 미세먼지 발생이 잦으므로 비염 환자는 미세먼지에 장시간 노출되지 않도록 주의해야 한다"고 설명했다.

주로 아이들에게 발생하는 아토피 피부염도 미세먼지와 관련성이 있는 것으로 보고 의학계에서 연구 중이다. 여러 연구를 종합하면 아토피 피부염과 미세먼지의 관계가 일관되게 나타나지 않았다. 그렇지만 알레르기 비염의 경우처럼 유해물질이 미세먼지와 결합해 아토피 피부염을 악화할 것으로 의학계는 보고 있다. 아토피 피부염은 미세먼지 자체의 물리적 자극보다는 미세먼지의 구성성분에 의한 화학적 기전으로 영향을 받을 수 있기 때문이다. 즉 벤젠, 톨루엔, 자일렌, 스타이렌 같은 실내 휘발성 유기화합물과 폼알데하이드가 아토피 피부염과 관련이 있다.

온갖 알레르기 유발물질이 미세먼지 속에

우리가 숨 쉬는 공기에는 미세먼지 외에도 폼알데하이드, 일산화탄소, 이산화탄소, 일산화질소, 라돈, 휘발성 유기화합물 등 수많은 입자가 섞여 있다. 이런 것들이 단독으로 또는 미세먼지와 결합해 인체로 유입되면 다양한 문제를 일으킨다. 어떤 문제를 일으키는지 간결하게 정리해보겠다.

우선 폼알데하이드는 호흡과 피부를 통해 인체로 유입되는데 특히 흡입 시 독성이 강하다. 눈, 코, 목을 자극하며 고농도에 노출되면 기침, 가슴 통증, 숨 가쁨, 기관지염 등이 발생한다.

일산화탄소는 두통, 메스꺼움, 졸음, 현기증, 방향감각 상실 등의 증상을 일으킨다. 고농도에 중독되면 의식을 잃거나 뇌 조직과 신경 계통에 심각한 영향을 미쳐 사망할 수 있다. 만성적 영향으로는 성장 장애, 만성 호흡기질환, 폐렴, 기관지염, 천식 등을 일으킨다.

이산화탄소는 주로 밀폐된 실내에서 호흡할 때 흡입하는데 농도가 증가할수록 호흡에 필요한 산소의 양이 부족해지므로 졸음, 두통, 현기증을 느낄 수 있다.

고농도의 이산화질소에 노출되면 기관지염 등 호흡기질환이 발생한다. 호흡을 통해 폐포까지 도달해서 혈액 속에 있는 헤모글로빈의 산소 운반 능력을 떨어뜨리고 수 시간 이내에 호흡 곤란을 동반한 폐부종과 염증을 일으킨다.

라돈은 1군 발암물질로, 폐암의 원인이 될 수 있다. 2018년 일부 침대 매트리스에서 라돈이 검출되면서 사회적으로 문제가 된 바 있다.

휘발성 유기화합물은 그 종류가 다양한데 그중 하나인 벤젠은 급성 중독 시 마취 증상, 호흡 곤란, 불규칙한 맥박 등의 증상이 나타난다. 심하면 혼수상태에 빠지거나 사망할 수 있다. 인쇄, 고무, 가죽 산업에서 용매로 사용하는 자일렌을 고농도로 흡입하면 현기증, 졸림, 감각 상실, 식욕 감퇴, 멀미, 구토, 복부 통증, 폐부종 등이 나타난다.

유독가스인 스타이렌은 눈, 피부, 코에 자극을 주며 고농도에 노출되면 혼수상태에 빠질 수 있다. 장기간 흡입하면 신경, 신장, 심장, 폐, 간 등에 악영향을 미친다. 그 외에도 공기 중에 있는 곰팡이는 알레르기 질환, 호흡기질환을 유발하며 일부는 감염병을 일으킨다.

9

치매 앓고 싶지 않다면 미세먼지 피하라

우리나라 국민의 평균 수명은 1970년 61.9세에서 2020년 81세로 늘었다. 50년 동안 20년이 연장된 셈인데 그만큼 고령화 사회로 빠르게 진입하고 있다는 방증이기도 하다.

고령자가 늘수록 치매 환자도 증가한다. '2019년 치매 유병률 조사'에 따르면 2018년 국내 65세 이상 노인 인구 중 약 75만 명이 치매 환자다. 전문가들은 치매 환자 수가 2024년 100만 명을 넘어서 2039년에는 그 2배인 200만 명에 이를 것으로 전망한다. 세계적으로도 2030년 치매 환자 수는 7,500만 명이고 2050년에 1억 3,200만 명까지 증가할 것으로 추정된다.

현재까지 의학적으로 확인한 치매 원인으로는 뇌의 퇴행성 변화, 뇌혈관질환, 영양결핍, 대사질환, 감염, 종양 등 다양하다. 그런데 앞으로는 미세먼지를 포함한 대기 오염도 치매 원인 리스트에 오를 것 같다.

최근 들어 미세먼지가 치매와 무관하지 않다는 연구 결과가 쏟아지고 있다. 처음에는 의학자들도 이런 사실을 믿지 않았다. 그도 그럴 것이 뇌에는 외부에서 들어오는 이물질을 거르는 막인 뇌혈관 장벽이 있으므로 미세먼지가 뇌로 침투하지 못할 것으로 생각했기 때문이다.

그러나 미세먼지가 뇌에 직접적인 영향을 끼치지는 않더라도 간접적으로는 영향을 미친다. 미세먼지가 어떻게 치매를 유발하는지 아직 확실하게 밝혀지지는 않았지만, 의학계는 크게 세 가지 가능성을 염두에 두고 있다.

첫째, 코로 들어간 미세먼지가 후각 망울후각신경이 있는 조직을 통해 뇌로 들어가서 치매성 병변을 만든다. 둘째, 미세먼지가 코 상피세포에 영향을 주어 염증을 유발함으로써 뇌에 손상을 준다. 셋째, 미세먼지가 호흡을 통해 폐에 도달해 염증을 일으켜 뇌 손상을 유발하는 사이토카인을 분비시킨다.

관련 논문들을 찾아봤더니 최근 미세먼지가 뇌에도 영향을 미친다는 연구들이 하나둘 나오고 있다. 2017년 세계적 학술지 〈랜싯〉에 발표된 캐나다의 연구는 미세먼지와 같은 대기 오염이 치매를 유발한다는 결론을 내렸다. 연구팀은 간선도로에서 50m 이내, 50~100m, 100~200m, 200~300m, 300m 이상 각각 떨어진 곳에서 5년 이상 거주한 사람들을 대상으로 퇴행성 뇌질환의 발병 빈도를 조사했다.

그 결과 간선도로에서 멀리 떨어져 살수록 치매 발생 위험이 낮은 것으로 나타났다. 연구팀이 함께 조사했던 파킨슨병이나 다발성 경화증의 발병 빈도는 크게 차이가 없었다. 이 연구 전에도 미세먼지와 치매의 연관성을 연구한 결과가 있지만, 이 연구로 대기 오염이 치매를 유발하는 위험 인자라는 것이 재확인됐다.

미국 캘리포니아대학교 데이비스 캠퍼스 소속 연구팀도 2021년 학술지 〈환경보건전망〉에 논문을 게재해 대기 오염이 치매 위험을 증가시킨다고 주장했다. 연구팀은 보통 유전자를 가진 쥐(야생형 유전자)와 사람의 알츠하이머 취약 유전자를 가진 쥐를 대상으로 실험을 진행했다. 연구팀은 자동차 통행이 잦은 터널 속 공기를 가져와 쥐에 14개월 동안 노출시켰다. 오염된 공기 속의 초미세먼지 농도 평균치는 15.6㎍/㎥였다. 이는 미국의 초미세먼지 24시간 평균 농도 기준치인 '35㎍/㎥ 이하'보다 낮은 수치다.

그 결과 알츠하이머 위험 유전자를 가진 쥐는 물론 보통 유전자를 가진 쥐에게서도 알츠하이머병이 유발되고 진행된다는 사실을 발견했다. 두 그룹에 정도의 차이는 있지만, 알츠하이머 환자의 뇌에서 발견되는 아밀로이드 플라크와 타우 단백질도 생겼다. 신경 세포 손실도 컸고 인지 기능 결핍 현상도 관찰됐다. 게다가 쥐 해마에서 나노 크기의 초미립자가 검출되기도 했다. 연구팀은 "터널 공기 속의 초미세먼지 농도는 미국 기준치 이하였는데도 영향을 미치는 것으로 나타났다"며 현재 환경기준이 뇌를 보호하지 못하는 것으로 보인다고 분석했다.

동물실험 결과가 사람에게 똑같이 나타난다고 단언하기 어렵지만 건강한 사람도 미세먼지 때문에 치매에 걸릴 수 있다는 정황은 확인한 결과라고 할 수 있다. 그런데 최근 사람을 대상으로 미세먼지와 치매 관련성을 밝힌 연구 결과가 발표돼 비상한 관심을 끌었다.

알츠하이머병은 치매 증상을 보이는 대표적인 원인 질환이다. 이 질환도 미세먼지와 관련이 있는 것으로 나타났다. 미국 캘리포니아대 직업환경건강센터 연구팀은 2018년 중국과 멕시코에서 대기 오염이 심한 지역에 거주하는 65세 이상 노인을 대상으로 간이정신상태검사Mini-Mental State Examination, MMSE를 진행했다. MMSE는 치매 선별검사인데, 이 점수가 높으면 정상이고 낮을수록 치매에 가깝다고 판별한다.

이들 노인은 공기가 깨끗한 곳에 거주하는 노인보다 MMSE 점수가 확연히 낮다는 결과가 나왔다. 연구팀은 이를 미세먼지가 알츠하이머병의 핵심 원인인 증거라고 발표했다. 특히 디젤기관 매연 성분인 블랙 카본과 초미세먼지의 농도가 MMSE 점수와 유의미한 상관관계가 있었다.

이후 장기적인 관찰 연구를 통해 초미세먼지가 뇌 구조까지 바꿔 학습능력과 기억력을 떨어뜨리고 치매를 유발한다는 결과도 나왔다. 미국 서던캘리포니아대학교 연구팀은 2019년 초미세먼지에 많이 노출된 여성일수록 학습능력과 기억력이 떨어지는 것으로 나타났다고 국제학술지 〈브레인Brain〉에 발표했다.

연구팀은 73~87세의 치매가 없는 미국 여성 998명을 평균 11년간 추적 관찰했다. 정기적으로 학습능력과 기억력을 검사하고 자기 공명 영상magnetic resonance imaging, MRI 장치로 뇌를 관찰해 치매 발생 위험도를 진단했다. 동시에 각 여성이 사는 거주지에 대한 정보와 대기 오염 등 환경 자료를 분석해 미세먼지에 노출되는 정도도 측정했다.

MRI 검사 결과 초미세먼지에 많이 노출될수록 신경세포가 모여 있는 부분이 점진적으로 위축된다는 사실을 확인했다. 연구팀은 이런 뇌 변화가 알츠하이머병 치매가 발생할 때와 비슷하다고 분석했다. 그리고 다음과 같은 평가를 내놓았다.

"이전까지 학계에 보고됐던 연구 결과에서는 미세먼지가 뇌혈관을 손상해 알츠하이머 치매나 뇌졸중, 우울증 등을 일으킬 것으로 추측해왔다. 하지만 이번 연구 결과를 통해 뇌혈관 손상 여부와 관계없이 미세먼지가 뇌 구조를 바꿔 기억력을 떨어뜨리고 치매를 일으킬 위험이 있음을 밝혔다."

치매의 21%는 미세먼지가 원인

그렇다면 미세먼지는 치매 위험을 얼마나 높일까? 2017년 2월 영국의 〈중개정신의학Translational Psychiatry〉에 게재된 미세먼지 농도와 치매 발병에 관한 연구를 살펴보면 실마리를 찾을 수 있다. 미국 서던 캘리포니아대 노인학대학의 케일럽 핀치Caleb Finch 박사 연구팀은 미국 48개 주에서 '전국여성건강-기억력연구'에 참여한 65~79세의 여성 3,647명을 대상으로 주거 지역의 초미세먼지 농도와 치매 발생률을 분석했다.

그 결과는 충격적이었다. 초미세먼지 농도가 높은 지역에 사는 여성은 그 농도가 낮은 지역에 사는 여성보다 인지기능 저하 위험이 81%, 치매 발생률은 92% 높은 것으로 나타났다. 이를 전체 인구에 대입하면 치매의 21%는 미세먼지 때문이라고 분석할 수 있다는 것이 연구팀의 주장이다. 참가자의 인종, 사회경제적 지위, 생활습관, 다른 질병 등 교란 인자를 배제하고도 이 결과에는 변함이 없었다.

특히 치매 위험을 높이는 유전자(ApoE4 변이유전자)를 가진 여성이 미세먼지 영향을 가장 강하게 받는 것으로 관찰됐다. 핀치 박사 연구팀은 이 결과를 확인하기 위해 이 변이유전자를 지닌 쥐와 정상 유전자를 가진 쥐를 15주 동안 초미세먼지에 노출했다. 변이유전자를 가진 쥐는 뇌세포 표면에 형성되는 치매 유발물질인 베타 아밀로이드 플라크가 대조군 쥐보다 60%나 많은 것으로 밝혀졌다. 이는 초미세먼지 노출이 베타 아밀로이드 플라크의 축적을 가속한다는 사실을 보여주는 것이라고 핀치 박사는 설명했다. 치매에 취약한 유전자를 가진 사람은 나쁜 공기 때문에 더 일찍, 그리고 더 심각한 치매에 걸릴 수 있다는 의미다.

이 연구팀은 앞서 초미세먼지에 장기간 노출되면 사고, 기획, 문제 해결 등 뇌의 고등기능을 수행하는 전두엽을 포함해 여러 주요 부위의 회색질과 백질의 용적이 줄어든다는 연구 결과를 발표한 바 있다.

한편 대기 오염에 장기간 노출될수록 치매 위험은 더 커진다는 사실도 연구로 확인됐다. 스웨덴 스톡홀름대학교와 카롤린스카 연구소는 멜라렌호에 있는 쿵스홀멘섬에 거주하는 60세 이상 5,111명을 무작위로 선정하고 치매가 없는 2,927명을 포함해 6년간 추적 관찰했다. 참가자의 평균 나이는 74.1세이고 여성이 63%를 차지했다.

또 1990년부터 매년 거주지 주변의 초미세먼지와 산화질소 농도를 측정한 자료를 분석했다. 그 결과 대기 오염에 노출되는 기간이 길수록 치매 위험이 커지는 사실을 확인했다. 5년간 초미세먼지 또는 산화질소 농도가 증가할 때마다 치매 위험이 약 50% 높아졌다. 게다가 심부전 또는 허혈성 심장질환이 있는 사람의 경우 치매와 대기 오염의 연관성이 더 커졌다. 장기간 대기 오염에 노출되면 뇌출혈을 통해 치매 위험이 커진다는 추정이 가능하다.

치매는 일반적으로 40대부터 시작돼 20~30년이 지난 60~70대에 증상을 보인다. 이를 뒤집어 말하면 치매 발생이나 진행을 막을 수 있는 시간이 20~30년이나 있다는 뜻이다. 이 기간에 치매 발병 위험인자를 찾아내고 잘 피하면 치매 발생의 3분의 1을 예방할 수 있다고 의료계는 보고 있다. 그 위험인자 중 하나로 지목받는 미세먼지의 노출을 최대한 줄이는 것도 치매 발생을 예방하는 길인 셈이다. 장시간 실외 활동을 자제하고 특히 교통량이 많은 지역에 머무는 시간을 최소화하는 것이 바람직하다.

파킨슨병 위험 41% 높이는 이산화질소

자동차나 화력발전소 등에서 연료가 연소할 때 나오는 이산화질소
는 퇴행성 뇌질환인 파킨슨병 발생과 연관이 있다는 연구 논문이
2021년 5월 미국의학협회의 신경학 분야 저명 학술지 〈자마 뉴롤
로지JAMA Neurology〉에 게재됐다.

연구를 진행한 정선주 서울아산병원 신경과 교수팀은 국민건강보
험공단의 한국인 100만 명 표본 코호트 자료(2002~2015년)를 바탕
으로 서울에 계속 거주하며 파킨슨병 발병 이력이 없는 40세 이상
성인 8만여 명을 추린 뒤 이들의 대기 오염 노출과 파킨슨병 신규
발생을 최장 9년간 추적했다.

추적 기간 파킨슨병을 새롭게 진단받은 사람은 총 338명이었다. 연
령과 성별, 각종 질병 값 등을 보정한 결과, 이산화질소 노출이 가
장 많은 상위 25%는 이산화질소 노출이 가장 적은 하위 25%보다
파킨슨병 발생 위험이 41% 높다는 사실을 확인했다.

이산화질소에 장기간 노출되면 호흡기질환과 심혈관계 질환이 발생
할 수 있다고 알려져 있는데, 이번 연구로 이산화질소가 파킨슨병
을 일으킬 수 있는 원인으로도 새롭게 확인됐다.

파킨슨병은 대표적인 퇴행성 뇌질환으로 신경전달물질인 도파민을
비롯한 다양한 뇌 신경세포가 사멸해 떨림, 경직, 보행장애와 같은
운동 증상과 치매, 망상, 우울증, 자율신경 장애, 수면장애 등의 비
운동 증상을 보인다. 발병 원인은 정확히 규명되지 않았으나 최근

들어 유전적 요인과 더불어 살충제, 제초제, 금속, 기타 독성 물질 등 환경적 요인도 파킨슨병의 중요한 유발 인자로 제시되었다.

10

육체만이 아니라
정신도 공격당한다

　초고속 인터넷 보급률 세계 1위, 전기차 배터리 점유율 세계 2위, 한류, 케이팝…. 무엇이든 추진력에 있어서는 최고를 자랑하며 저력을 보이는 우리나라이지만, 몇 가지에서는 불명예스러운 기록도 갖고 있다. 그중에는 OECD 국가 중 자살률 1위라는 기록이 있다. 한국생명존중희망재단 자료에 따르면, 2019년 연간 1만 3,799명이 스스로 생을 마감했다. 하루 평균 38명, 시간당 1.5명에 달하는 수치다. 자살의 원인은 경제생활 문제(26.7%), 육체적 질병 문제(18.8%), 가정 문제(8.0%) 등도 있지만, 가장 높았던 것은 대부분 정신 건강 문제(34.7%)로 나타났다. 자살 사망 발생률이 정신질환자는 8.6배나 높은데, 특히 우울장애나, 수면장애, 불안장애에서 자살률이 높다고 한다.

　우울증은 저하된 기분, 의욕 저하, 피로감 등의 증상이 지속되는 질환을 말한다. 매우 흔하고 사회적 부담이 커서 공중보건학적으로 중요한 관심사 중 하나가 되었다.

이 우울증 발병이 미세먼지로 인해 가중된다는 보고가 하나둘 나오고 있다. 연세대 의대 연구팀이 건강보험심사평가원과 대기 오염 측정 자료를 기반으로 2005년부터 2009년까지 서울 지역 응급실을 찾은 우울증 사례 4,985건을 조사해 그 원인을 분석했더니 일산화탄소, 이산화황, 이산화질소 그리고 미세먼지가 원인으로 나타났다. 특히 심혈관질환, 당뇨병, 천식이 있는 사람에게 우울증이 더 잘 생기는 것으로 조사됐다. 이 연구 결과는 2014년 〈세계 기분장애학회지 Journal of Affective Disorders, JAD〉에 게재됐다.

미세먼지가 우울증 발병에 미치는 영향은 얼마나 클까? 주변 사람과 어울리지 않아서 우울증이 발병할 비율과 비슷하다는 연구 결과가 나왔다. 그만큼 미세먼지로 인한 우울증 발병 위험이 크다는 이야기다. 조선대 의대 예방의학과 연구팀은 2017년 지역사회건강조사에 참여한 65세 이상 노인 6만 7,417명을 대상으로 초미세먼지가 노인의 우울증 발생에 미치는 영향을 분석했다. 연구팀은 초미세먼지의 연평균 농도에 따라 지역을 네 그룹으로 나눠 우울증 발생과 비교했다. 그 결과 초미세먼지의 농도가 심한 곳에 사는 노인은 그렇지 않은 노인보다 우울증 발병 위험이 1.5배 이상 컸다. 이웃과의 신뢰가 없는 곳에 거주할 때 우울증 발병 위험은 1.8배 커진다.

초미세먼지가 인체로 들어가서 염증과 산화 스트레스를 유발함으로써 우울증의 발병 위험이 커질 수 있다. 노인이 초미세먼지를 흡입하면 이를 몸 밖으로 내보내는 기능이 떨어지는 데다, 이미 다른 기저질환이 있을 경우 초미세먼지의 독성에 대한 저항력이 약할 수밖에 없다. 이런 취약점을 해소할 방법도 이 연구에서 엿볼 수 있다. 걷기 운동 등 신체활동을 꾸준하게 하는 노인의 우울증 발병 위험은 34% 낮은 것으로 나타난 것이다. 걷기만 해도 이른바 '행복 호르몬'이라고 부르는 세로토닌과 엔도르핀의 분비가 촉진돼 부정적인 생각이 줄고 우울 증상도 덜어주기 때문이다. 따라서 미세먼지가 너무 심각한 날을 제외한 평상시에는 되도록 외부에서 신체활동을 하는 것이 바람직해 보인다.

미세먼지 때문에 자살 위험도 커진다. 연세대 의대 연구팀은 2004년 국내 일곱 개 도시의 공기 질과 자살 발생 현황을 조사했는데, 미세먼지가 27.5µg/m³ 증가할 때 자살 위험은 9% 높아지는 결과가 나왔다. 심장질환자는 그 위험이 19% 증가했다. 초미세먼지가 18.2µg/m³ 증가할 때는 자살 위험이 10.1% 늘었다.

2010년 이후부터는 호흡기 문제가 정신 건강을 악화한다는 연구 결과가 〈미국정신건강의학회지 American Journal of Psychiatry, AJP〉 등을 통해 보고됐다. 이때만 해도 정신과 전문의들은 미세먼지와 정신질환 사이에 직접적인 인과관계를 알 수 없다는 입장이었다. 그렇지만 미세먼지가 호흡기뿐만 아니라 전신 건강에 영향을 미친다는 사실이 밝혀지면서 시각에 변화가 생겼다. 특히 중추신경계 동물의 신경계통이 집중해 중심부를 형성하고 있는 부분으로, 척추동물의 경우 뇌와 척수를 말한다에도 염증을 일으켜 신경화학적 변화를 가져올 수 있다는 연구 결과도 나왔다. 또 납,

수은, 디젤 등이 미세먼지와 결합한 유해 성분이 직접 중추신경계에 염증과 손상을 일으킬 수도 있다. 즉 전신 염증으로 우울증이 발병할 우려가 있는 것이다.

최근에는 미세먼지가 우울증뿐만 아니라 다른 정신질환도 일으킬지 모른다는 추론이 의료계에서 나오고 있다. 다만 아직 뚜렷한 증거가 없어 단정하기는 이르다. 예컨대 중국에서는 미세먼지 농도와 조현병 입원 관련성이 보고됐고, 스웨덴에서는 미세먼지 농도와 정신질환으로 인한 응급실 방문 관련성이 대두됐다. 그러나 이스라엘에서는 대기 오염과 조현병 환자의 증상 악화와 관련한 증거가 분명하지 않다고 보고됐다. 아무튼, 미세먼지 노출이 정신 건강을 위협한다는 의학적 정황이 나오는 만큼 장기간 연구가 뒤따를 것으로 보인다.

11

당뇨병과 미세먼지,
심증은 있는데

우리 몸은 여러 기능이 복합적으로 맞물리며 건강을 유지한다. 이 기능이 원활하게 작동하도록 조절하는 것이 호르몬이다. 호르몬은 분비하는 기관은 몸 곳곳에 있다. 뇌 속에 있는 뇌하수체, 목에 있는 갑상샘과 부갑상샘, 신장 주변에 있는 부신, 생식샘, 췌장 등이다. 호르몬을 혈액으로 분비하는 신체 기관들을 묶어 내분비계라고 한다. 이 외에도 심장, 지방, 근육, 간, 소장, 신장도 다양한 호르몬을 분비한다.

호르몬이란 내분비샘에서 혈액으로 분비된 뒤 멀리 떨어진 세포와 조직의 수용체에 결합해 신체의 성장, 발달, 대사, 항상성을 유지하는 데 중요한 역할을 하는 물질이다. 한마디로 호르몬을 분비하는 내분비계에 이상이 생기면 정상적인 삶을 살 수 없다.

내분비가 망가져 생기는 대표적인 병이 당뇨병이다. 당뇨병은 인슐린이라는 호르몬이 분비되지 않거나, 분비되더라도 이에 대한 저항이 생긴 상태를 말한다. 우리 몸은 포도당을 에너지로 사용하는데 이를 몸 구석구석에 전달하는 역할을 하는 것이 인슐린이다. 만일 몸이 인슐린을 받아들이지 않는 상태(저항성)가 되면 포도당을 여러 신체 기관에 전달할 수 없게 된다. 그러면 당은 혈액에 고스란히 쌓이는데 이것이 고혈당이고 이런 상태는 성인 당뇨병으로 알려진 2형 당뇨병과 관련이 깊다.

심장대사증후군학회가 2021년 발표한 자료에 따르면 2018년 국내 고혈당 유병률은 29.6%다. 이는 20년 전부터 꾸준히 증가해온 결과로, 1998년 18.1%이던 고혈당 유병률은 2008년 24.9%로 상승했고 2018년에는 30%에 육박한 것이다. 국민 열 명 중 세 명은 고혈당인 셈이다.

이 가운데 일부는 미세먼지와 무관하지 않아 보인다. 대기 중 초미세먼지 농도가 높은 곳에 사는 사람일수록 공복 혈당과 LDL 콜레스테롤 수치가 증가한다는 연구 결과를 서울대병원과 중앙대병원 연구팀이 2020년 국제 학계에 발표했다. 연구팀은 20세 이상 성인 8만 5,869명을 대상으로 거주 지역의 대기 중 초미세먼지 농도가 2년 후 공복혈당과 혈중 지질 농도에 어떤 영향을 주는지를 추적 관찰했다.

그 결과 대기 중 초미세먼지 농도가 높은 지역에 거주한 사람은 2년 뒤 혈액검사에서 공복혈당과 LDL 콜레스테롤 수치가 유의미하게 증가했다. 공복혈당이 높으면 당뇨병에 걸리며 혈액에 LDL 콜레스테롤이 많으면 이상지질혈증고지혈증이 생기기 쉽다.

이런 결과는 60세 이상 또는 규칙적인 신체활동을 하지 않는 사람에게서 더 명확하게 나타났다. 상대적으로 입자가 큰 미세먼지, 즉 PM10 이상의 농도가 높을 때는 별다른 영향이 나타나지 않았다. 따라서 당뇨병이나 고지혈증 등 만성질환을 가진 사람은 초미세먼지가 많은 날엔 특히 더 유념할 필요가 있다.

해외에서도 미세먼지와 당뇨병 발병의 관계를 연구한 결과가 꾸준히 나온다. 6,392명을 대상으로 한 스위스의 연구 결과에서는 미세먼지가 10㎍/㎥ 늘어날 때 당뇨병 유병률이 1.4배 증가하는 것으로 나타났다. 독일에서는 건강한 여성 1,775명을 대상으로 조사한 결과 미세먼지가 10㎍/㎥ 높아질 때 당뇨병 발생이 15% 증가하는 것으로 집계됐다.

정상과 당뇨병 사이를 '당뇨병 전단계'라고 한다. 당뇨병은 아니지만, 혈당이 정상보다는 높은 상태다. 당뇨병 전단계의 대부분이 1~10년 사이에 당뇨병으로 진행한다. 미세먼지는 당뇨병 전단계와 관련이 있다는 연구 결과가 있다.

독일 당뇨병연구센터의 카트린 볼프Kathrin Wolf 박사팀은 2016년 국제 학술지 〈당뇨병Diabetes〉에 한 연구 결과를 게재했다. 대기 오염이 심한 지역에 오래 거주한 사람은 그렇지 않은 사람보다 당뇨병 전단계에 이르는 비율이 훨씬 높다는 내용이다.

연구팀은 2006년부터 2008년까지 독일 남부에 있는 아우크스부르크 등에 거주한 3,000여 명을 무작위로 선정해 혈액검사를 비롯한 공복혈당, 당화혈색소, 인슐린 저항성 등을 검사했다. 이와 더불어 대기 오염 측정 기구를 사용해 독일 내 20개 도시와 시골 40곳의 대기 오염 정도를 측정했다. 그 결과 초미세먼지 농도가 높은 지역에 장기간 거주한 사람일수록 당뇨병 전단계가 많았고 혈액검사 결과에서도 인슐린 저항성이 높은 것으로 나타났다. 그만큼 제2형 당뇨병 발병 위험이 크다는 의미다. 볼프 박사는 연구 결과에 대해 다음과 같은 설명을 내놨다.

"이번 연구 결과는 대기 오염이 당 대사질환에 상당한 악영향을 미친다는 사실을 입증한 것이다. 대기 오염이 심한 지역에 거주한 성인에게서 제2형 당뇨병 발병 위험이 큰 당뇨병 전단계에 이르는 비율이 높은 만큼, 이제 더 이상 당뇨병은 개인만의 문제가 아니다. 특히 대기 오염이 심한 지역 거주자에게서 혈중표지자 수치가 증가했다는 점은 매우 중요한 발견이다. 미세먼지 등에 장기간 노출될수록 당 대사질환 발병 위험을 넘어 제2형 당뇨병에 대한 위협까지 늘어난다는 사실에 주목해야 한다."

미세먼지에 노출되면 당뇨병 위험은 얼마나 증가할까? 미국 환경보호청Environmental Protection Agency, EPA과 질병통제예방센터Centers for Disease Control and Prevention, CDC 자료를 분석한 2010년 미국의 연구 결과, 초미세먼지가 $10\mu g/m^3$ 증가할 때 당뇨병 위험은 약 1% 증가하는 것으로 나타났다. 미세먼지와 당뇨에 관한 여러 연구를 종합한 메타분석 연구에서도 초미세먼지에 장기간 노출됐을 때 당뇨병 위험도는 1.1~1.5배 증가했다.

수일 정도의 단기간 동안 미세먼지에 노출돼도 당뇨병으로 인한 입원율이 증가한다는 연구 결과도 보고됐다. 약 700만 명을 대상으로 한 미국의 연구에서 평균 10μg/m³ 증가한 미세먼지에 이틀 동안 노출될 경우 당뇨병에 의한 입원율이 1.14% 증가한 것으로 나타났다. 미세먼지에 장기간 노출될 경우 당뇨병으로 인한 사망률까지 증가했다. 또 200만 명을 대상으로 한 캐나다 연구에서도 장기간 초미세먼지에 노출되면 당뇨병과 관련한 질환으로 사망할 위험이 약 1.5배 증가하는 결과가 나왔다.

물론 미세먼지와 당뇨병 발생 사이에 유의미한 결과를 찾지 못했다는 다른 연구도 있다. 그래서 이 부분에 관해서는 추가 연구가 필요하다. 그렇지만 미세먼지와 당뇨병의 관련성 자체에 의심을 품는 의학자는 거의 없다. 이를 과학적으로 입증할 숙제만 남은 셈이다.

이유 없이 코피 난다면 혹시 미세먼지?

미세먼지 농도 높은 날에는 코피 환자가 증가한다는 연구 결과가 있다. 중앙대병원 이비인후과 김경수·민현진 교수팀은 2021년 6월 '미세먼지와 코피 발생 상관관계' 관련 연구 논문을 〈국제환경연구·공중보건 저널International Journal of Environmental Research and Public Health〉에 발표했다.

연구팀은 2015년부터 2019년까지 5년간 코피 발생으로 중앙대병원을 찾은 1,557명의 소아와 성인 환자들을 대상으로 온도와 습도 등

기후인자 및 미세먼지 농도와의 상관관계를 분석했다.

연구팀은 기상청에서 발표한 5년간의 기후 및 미세먼지 농도 데이터와 같은 기간 병원에 코피 발생으로 내원한 환자 통계자료를 바탕으로 날짜별 평균 미세먼지 농도와 평균 코피 발생 환자 수를 비교했다.

그 결과, 연중 평균 미세먼지 농도가 높았던 1월($51.38\mu g/m^3$), 2월($55.34\mu g/m^3$), 3월($58.66\mu g/m^3$)에 코피 발생으로 병원에 내원한 하루 평균 환자 수는 각각 1.21명, 1.12명, 1.18명이었던 반면에 같은 기간 미세먼지 농도가 낮았던 7월($27.78\mu g/m^3$), 8월($25.14\mu g/m^3$), 9월($26.95\mu g/m^3$)의 경우 하루 평균 환자 수가 0.52명, 0.63명, 0.90명으로 미세먼지 농도가 높은 날 코피 환자가 많은 것으로 나타났다.

온도·습도 등의 기후인자를 고려한 통계학적 분석을 통해서도 미세먼지의 농도가 높을 때 코피로 내원하는 환자의 숫자가 증가했다. 또 성인과 소아 모두에서 미세먼지 농도는 코피 발생에 유의미한 영향을 주는 인자로 확인됐다.

미세먼지가 코점막에 작용해 조직학적 변화를 유발하고, 염증 관련 물질을 증가시키는 등의 기전을 통한 것으로 추정된다. 미세먼지가 나쁜 날에는 코를 세게 푸는 등의 물리적 충격을 주지 않아야 한다.

12

아이들에게
미세먼지 얼마나 위험할까?

미세먼지는 어린이에게 더 해로울까, 아니면 덜 해로울까? 이 질문에 대한 환경부의 공식적 답변은 다음과 같다.

"폐가 충분히 발육하지 않은 어린이가 미세먼지에 노출되면 성인기에 2차적인 만성 호흡기질환의 위험성이 커진다. 수년간 대기 오염이 높은 지역에서 살았던 어린이는 폐 기능 성장 부진, 비만 위험 증가, 인지기능 저하, 자폐스펙트럼 장애, 주의력 결핍, 과잉행동 장애 등이 증가한다는 연구가 있다. 미국 연구에 따르면 캘리포니아에서 청소년 1,800여 명을 8년간 추적했더니 미세먼지가 심한 곳에 있는 아이들은 폐 성장이 좋지 않아 성인이 되었을 때 폐 기능이 떨어질 가능성이 큰 것으로 나타났다."

미세먼지에 노출된 아이는 호흡기질환 위험이 크고 성인이 돼서도 폐 기능이 떨어질 수 있다는 설명이다. 정부가 이런 답변을 내놓은 대표적인 근거는 2004년 세계적인 학술지 〈뉴잉글랜드 의학저널〉에 발표된 논문이다. 미국 서던캘리포니아대학교 예방의학과 연구팀은 1993년부터 8년간 남부 캘리포니아 지역에 사는 10~18세 학생 1,759명의 호흡 기능 발달 과정을 추적 관찰했다. 이들 가운데 폐 기능이 떨어진 아이들을 추적해보니 초미세먼지에 많이 노출된 아이의 수가 그렇지 않은 아이보다 4.9배 많았다.

2년 후인 2006년 영국 레스터대학교 연구팀은 〈뉴잉글랜드 의학저널〉에 더 구체적인 내용의 연구 결과를 발표했다. 도로변에 사는 아이들의 기도 내에 있는 대식세포에 탄소가 많이 포함됐고, 탄소 농도가 높을수록 폐 기능이 떨어지는 것으로 나타났다. 탄소는 자동차 매연 등에서 나온 물질인데 이것이 아이들의 면역세포에 쌓이며 그만큼 폐 기능이 떨어진다는 것이다.

그 외에도 공기가 오염된 도시에 사는 어린이는 공기가 비교적 깨끗한 곳에 사는 어린이보다 폐활량이 최대 10% 줄어든다는 연구 결과, 초미세먼지가 3~9세 아이에서 IQintelligence quotient, 지능지수까지 떨어뜨린다는 연구 결과, 미세먼지에 자주 노출될수록 주의력 결핍 과잉행동 장애attention deficit hyperactivity disorder, ADHD와 자폐증 발생 위험이 크다는 연구 결과 등이 지난 몇 년 동안 쏟아졌다.

미세먼지가 아이들의 호흡기는 물론 뇌에도 영향을 미치는 이유에 관해 한설희 건국대병원 신경과 교수는 2019년 언론에 보낸 보도자료에서 이렇게 설명했다.

"공기 오염이 심한 북부 멕시코시티에 3년 이상 거주한 소아를 대상으로 한 연구에서는 협조 운동, 반응시간 테스트 모두에서 저조한 성적을 나타냈다. 이러한 현상은 초미세먼지의 흡입으로 뇌유래신경영양인자brain derivated neurotrophic factor, BDNF라는 물질이 감소하기 때문으로 추정하고 있다. BDNF는 학습과 기억 그리고 고차원적 생각을 가능하게 하는 해마, 대뇌피질 및 기저 전뇌basal forebrain의 신경세포와 시냅스의 활성을 유지하는 데 매우 중요한 물질이다."

어린이는 성인과 비교해 몸무게 대비 더 많은 공기를 들이마신다. 만 1세 미만 유아가 하루에 몸무게 1kg당 600ℓ의 공기를 들이마신다면, 4세가 되면 그 양은 450ℓ로 줄어들고 12세에는 300ℓ가 되고 24세에 200ℓ로 안정을 이루며, 그 후 그 수준을 유지한다.

한편 미세먼지는 영원히 공중에 떠다니는 것이 아니라 중력에 의해 바닥으로 떨어진다. 다만 그 속도가 매우 느릴 뿐이다. 따라서 사람의 키에 따라 미세먼지 노출이 크게 다르다고 보기는 어렵다. 하지만 도로변, 방바닥 등 재비산다시 떠오름 먼지가 많은 장소에서는 어린이처럼 키가 작은 사람이 미세먼지에 더 많이 노출될 수 있다. 특히 영유아는 바닥에서 생활하는 시간이 길고 신진대사도 빨라 호흡량이 많다. 입으로 숨을 쉬는 경우도 많아서 미세먼지 노출이 어른보다 잦은 것이다.

게다가 아이들의 호흡기 등 모든 기관은 완전히 발달하지 않은 상태여서 체내로 들어온 이물질을 제거하거나 배출하는 능력도 성인보다 떨어진다. 결국 아이들은 많은 미세먼지를 흡입하면서도 이를 이

거낼 장기 기능과 배출 능력이 미흡한 셈이다. 이 때문에 같은 조건에서 미세먼지에 노출될 경우 아이는 성인보다 더 취약할 수밖에 없다.

WHO는 세계적으로 57만 명의 5세 이하 어린이가 매년 폐렴과 같은 질환으로 사망한다고 발표한 바 있다. 또 5세 이상 아이의 14%가 현재 천식 증상을 가지고 있는데 그 가운데 절반가량은 대기 오염과 관련이 있다고 한다.

키가 작아서 더 위험하다

그렇다면 엄마 배 속에 있는 태아는 어떨까? 미세먼지를 직접 흡입하지 않으므로 비교적 안전하지 않을까? 그렇지 않다. 임신부가 섭취하는 영양분이 태아에게 영향을 미치는 것처럼, 숨 쉬는 공기도 태아에게 전달된다. 2009년 하은희 이화여대 의대 직업환경의학과 교수팀이 이런 사실을 연구로 확인했다. 미세먼지 노출은 태아 성장 지연과 임신 주 수 감소 등 출생 결과에 영향을 미치며, 더 나아가 출생 후 성장은 물론 신경 인지 발달에도 부정적인 영향을 주는 것으로 나타났다.

심지어 유산 위험까지 증가하는 것으로 확인됐다. 미국 국립보건원National Institutes of Health, NIH 연구진은 2018년 오존과 미세먼지와 같은 대기 오염물질에 노출되면 임신 초기에 유산 위험이 증가할 수 있다는 내용의 연구 결과를 발표했다. 연구진은 2005년부터 2009년 사이에 임신을 시도한 미국 미시간주와 텍사스주에 사는 부부 501쌍 가운데 임신한 343쌍을 추적 조사했는데 약 28%(97쌍)가 임신 초기에 유산을 경험했다. 참가자들이 사는 지역의 오존 노출량과 유산 확률을 검토했더니 오존 노출이 높을수록 초기 유산 확률이 12% 높은 것으로 나타났다. 연구진은 공기의 오염물질이 태반에 염증을 일으켜 태아 발달에 악영향을 주기 때문으로 추정했다.

미세먼지가 출생아의 건강에 악영향을 미친다는 연구 결과도 속속 나오고 있다. 2017년 세계적인 소아청소년과 학술지 〈소아과학저널 The Journal of Pediatrics〉에 발표된 논문이 대표적이다. 미국 오하이오주 신시내티대학교 연구팀은 2005년부터 2010년까지 미국 환경보호청이 관측한 신시내티 여러 지역의 초미세먼지 자료와 2006년부터 2010년까지 초미세먼지를 관측한 각 지역에서 일정 거리 안에 있는 출생 기록을 분석했다. 또 임신 전후 각각 2개월과 수정이 이뤄진 달 1개월 등 총 5개월 동안 초미세먼지에 노출된 정도와 출산 후 아이의 선천성 기형과의 관계를 조사했다. 총분석 대상 출생 건수 54만 8,000여 건 가운데 초미세먼지 관측소와의 거리가 10km 이내에서 태어난 경우는 약 29만 건, 7km 이내는 21만 건, 5km 이내는 14만 건이었다.

분석 기간에 관측소와의 거리가 10km 이내 지역의 초미세먼지 평균 농도는 $13.79\mu g/m^3$이었다. 이는 미국 환경보호청의 초미세먼지 국가 대기질 기준의 '좋음'에 해당하는 $12\mu g/m^3$ 이하보다 높은 수치다. 분석 결과, 임신 전후 고농도 초미세먼지에 노출될 경우 선천적인 기형아 출산 가능성이 커지는 것으로 나타났다.

사실 기형아 출산에는 다양한 원인이 있을 수 있다. 따라서 연구팀은 선천성 기형아 출산에 영향을 미치는 것으로 추정되는 다른 요소의 영향을 모두 제거하고 오로지 초미세먼지의 영향만 산출했다. 그랬더니 초미세먼지가 선천성 기형아 출산에 미치는 영향은 '보통' 정도인 것으로 분석됐다. 모든 임신부에게 문제를 일으키는 정도는 아니지만 그렇다고 그 영향을 무시할 정도로 작지도 않은 수준이라는 의미다.

특히 임신 전 한 달과 임신 후에 한 달 동안에 노출되는 고농도 초미세먼지가 선천성 기형아 출산에 가장 큰 위험요소가 되는 것으로 나타났다. 임신 직전 그리고 태아의 장기가 활발하게 만들어지는 임신 초기에 초미세먼지가 기형아를 유발하는 결정적인 요소로 작용할 수 있다는 것이다. 실제로 선천성 복막 기형과 요도 기형 등은 임신 전후, 특히 임신 한 달 전에 노출되는 고농도 초미세먼지에 큰 영향을 받는 것으로 분석됐다.

중국에도 비슷한 연구 결과가 있다. 2011년부터 2013년까지 공기 오염이 가장 심한 도시 가운데 하나인 우한에 사는 1만 5,988명의 아이를 관찰한 연구다. 아이들이 태어난 시기를 일산화탄소, 이산화질소, 이산화황, 오존 수치와 연결해 살펴봤더니 대기 오염에 더 노출된 임신부가 선천적인 심장 기형아를 낳을 확률이 더 높았다.

미세먼지와 조산 가능성

WHO가 정의한 저체중아는 2.5kg 미만의 출생아를 말한다. 전 세계 출생의 15~20%에 해당하는 연간 2,000만 명가량이 저체중아로 출생하는 것으로 추정된다. 이 가운데 일부는 미세먼지와 관련이 있다는 연구 결과 또한 속속 나오고 있다.

영국은 2017년 50만 건의 출산을 분석한 결과, 높은 초미세먼지 농도로 저체중 출산 위험이 2~6% 증가한다는 결론을 내렸다. 또 코호트 연구를 통해 고속도로에서 50m 이내의 거주지에서 저체중아 출생이 11% 증가한 것으로 분석됐다.

미세먼지는 조산 가능성까지 높인다. 2017년 스톡홀름, 런던, 콜로라도에서 모인 연구자들이 내린 결론은 183개국에 걸쳐 발생한 340만 건의 조산이 초미세먼지 농도와 관련이 있으며, 특히 사하라사막 이남 아프리카와 북아프리카, 동남아시아가 가장 많은 영향을 받았다는 것이다. 2015년 미국 연구에서는 연간 조기 분만 가운데 3% 이상에 해당하는 1만 5,808건의 원인이 초미세먼지일 수 있다는 결과가 나왔다.

WHO가 정의한 조산은 임신 37주 이전에 태어난 아기로 매년 1,500만 명의 아기가 예정보다 '너무' 일찍 세상에 나온다. 조기 출산 합병증은 5세 미만 어린이의 주요 사망 원인이 되는 것으로 추산되는데 매년 약 100만 명이 사망하는 것으로 보인다.

호주에서는 2000~2003년 사이에 2만 8,200명의 출생아를 대상으로 미세먼지, 오존, 이산화질소 노출과 조산과의 관련성을 연구한 결과, 임신 후반에 미세먼지와 오존에 대한 노출이 조산의 증가와 관련성이 있는 것으로 분석됐다.

출산 이야기가 나왔으니 말인데, 미세먼지는 남성의 생식 기능에도 영향을 미치는 것으로 보인다. 납, 카드뮴, 수은 화합물이 남성 생식 기능에 손상을 준다는 사실은 오래전부터 잘 알려졌다. 최근에는 초미세먼지도 정자 생산을 방해하거나 정자의 DNA를 파괴한다는 주장이 제기되고 있다. 간략하게 동양과 서양의 관련 연구를 한 편씩 살펴보자.

2001년부터 2014년까지 수천 명의 남성을 대상으로 진행한 대만의 연구에서 초미세먼지 농도가 $5\mu g/m^3$ 오를 때마다 일반적인 정자의 형태(정자 크기와 모양)가 1.29% 감소하는 것으로 나타났다. 2003년 이탈리아 연구에서는 고속도로 요금소 노동자의 정자 품질이 같은 지역에 거주하는 다른 남성의 정자보다 매우 나쁜 것으로 드러났다. 이와 같은 연구 결과를 두고 의료계는 대기 오염과 임신 감소에 연결고리가 있는 것으로 보고 연구 중이다. 가까운 미래에 불임 또는 저출산의 한 가지 원인으로 미세먼지를 지목하는 연구 결과가 나올지도 모르겠다.

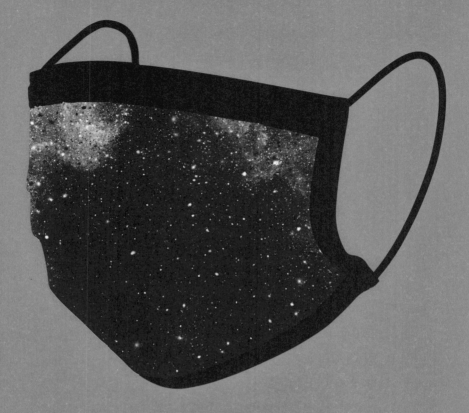

course 2

알아두면 쓸모 있는
최소한의 지식

1

미세먼지는 무엇인가?

앞서 미세먼지가 우리 몸에 미칠 수 있는 악영향에 대해 전 세계에서 실시되어온 연구를 살펴봤다. 우리 몸을 해치는 원인인 미세먼지란 과연 무엇일까?

인간은 눈에 보이는 위협을 최대한 피하도록 진화되었고, 교육을 통해 회피하는 방법을 익혔다. 덕분에 눈에 보이는 많은 위험을 제어하고 피해 가며 생존해왔다. 폭우로 홍수가 나면 높은 지대로 올라가고 연기 등으로 화재를 감지하면 불이 난 장소로부터 안전한 곳으로 대피하도록 훈련받았다. 40도를 넘나드는 극한 더위에는 시원한 곳에서 머물고 뙤약볕 아래서 일하는 걸 피하도록 교육받았으며, 상한 냄새가 나거나 곰팡이가 핀 음식은 먹지 않는 것도 알고 있다.

하지만 안타깝게도 눈에 보이지 않는 위험을 피해 가는 일은 여전히 어렵다. 음주, 흡연, 과식, 정크푸드, 과도한 나트륨 섭취 등이 좋지 않다는 것을 알지만 그것이 몸을 아프게 하는 질병으로 진행되는 과정이 눈에 보이지 않기 때문에 우리는 그런 위험에 쉽게 빠진다. 그리고 실제로 지금도 많은 사람이 보이지 않는 위험 속에 빠져 있다. 그래서 전문가들은 그런 위험한 것을 보여줄 수 있는 연관성을 찾고, 숫자와 통계로 만들어 사람들에게 경고한다.

'먼지'도 그렇게 연구되어 숫자가 붙고 이름도 붙었다. 먼지 하면 우리는 비포장도로에서 바람이 불 때 날리는 흙먼지나 집안 곳곳에 쌓이는 생활형 먼지처럼 눈에 보이는 먼지를 먼저 떠올린다. 앞서 말했듯이 눈에 보이면 대처가 가능하다. 흙먼지가 일면 피해 가면 되고 집안 곳곳에 쌓인 먼지는 깨끗이 청소하면 없앨 수 있다. 문제는 눈에 보이지 않는 먼지다. 전문가들은 이런 눈에 잘 보이지도 않는 먼지의 크기를 재서 50μm보다 작으면 공기 중에 떠다닐 정도로 무게도 가볍다는 점도 알게 됐다. 1μm는 1mm를 1,000개로 나눈 크기인 0.001mm다. 이렇게 공기 중에 떠다닐 정도로 작은 먼지에 총부유먼지total suspended particles, TSP라는 이름을 지어줬다.

그중에서 10μm보다 작은 먼지에는 '미세먼지'라는 이름을 붙였다. 이런 먼지가 호흡기를 통해 들어와 우리의 건강에 중대한 문제를 일으키는 것으로 보인다. 그래서 과학자들이 연구한 결과 호흡기뿐만 아니라 전신 건강까지 위협한다는 사실을 밝혀냈다. 전신 건강에까지 영향을 미치려면 폐포를 통과해 혈관을 타고 이동할 정도로 먼지 크기가 작아야 한다. 그 기준으로 삼은 것이 2.5μm 이하의 먼지이고 이를 '초미세먼지'라고 부르기로 했다.

해외에서는 PMparticulate matter이라는 용어를 써서 PM10이나 PM2.5로 표현하는데, 이 또한 우리에게는 이미 익숙하다. 그런데 사실 우리가 사용하는 먼지 용어는 외국과 조금 다르다. 외국에서는 PM10을 부유입자부유먼지, PM2.5를 미세입자미세먼지, PM0.1을 초미세입자초미세먼지라고 부른다. 그런데 우리는 20~30년 전부터 PM10을 미세먼지라고 불렀고 이후 PM2.5가 나오자 더 작다는 의미에서 초미세먼지라고 불렀다. 건강을 위협하는 미세먼지에 대한 대중의 관심이 높아지자 해외의 상황과 대응책에 대한 관심도 덩달아 높아졌는데 이때 용어의 차이는 혼란을 불러온다. 따라서 환경부는 2017년 외국 기준에 맞춰 PM10을 부유먼지, PM2.5를 미세먼지로 바꿔 부르기로 했다. 공식적으로는 그렇지만 이미 익숙해진 탓에 대다수의 일반인은 지금도 PM10을 미세먼지, PM2.5를 초미세먼지로 부른다. 집이나 땅 크기의 기준을 미터법으로 바꾼 지 오래지만, 여전히 평坪이라는 단위가 입에 붙은 것과 비슷하다. 따라서 이 책 또한 PM10은 미세먼지로 PM2.5는 초미세먼지로 용어를 통일했다.

미세먼지는 얼마나 작을까? 맨눈으로 볼 수 없는 크기이기에 사실 대중이 미세먼지의 크기를 체감하기는 어렵다. 실제로 우리가 일상생활에서는 mm라는 단위조차 사용할 일이 흔하지 않다. 우리가 키를 말할 때 1,645mm라고 하거나 300mm자라고 표현하지 않는다. 밀리미터를 사용하는 것은 신발 크기나 강수량을 표현할 때 정도다. 그러니 mm보다 더 작은 μm라는 단위를 평소에 사용할 일은 거의 없다.

사람의 머리카락 굵기와 비교한 미세먼지 크기

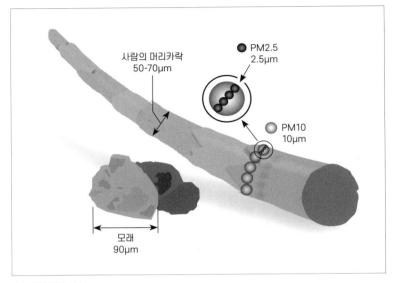

출처: 미국 환경보호청

그만큼 생소한 단위이고 그 크기가 얼마나 되는지 선뜻 감이 오지 않는다.

그래서 전문가들은 먼지의 크기를 설명할 때 곧잘 사람의 머리카락 굵기와 비교한다. 사람 머리카락의 지름은 50~70μm다. 안개 물방울의 지름이 약 10μm이며 세균은 1~10μm다. PM10은 머리카락 굵기의 5분의 1 이하에 해당하는 먼지다. 안개 물방울과 비슷한 크기다. 일반적으로 안개 물방울을 눈으로 보기 어려운 것처럼 PM10이나 PM2.5를 눈으로 확인하기가 쉽지 않다. 특히 PM2.5는 거의 세균 정도의 크기다. 세균을 맨눈으로 본 적 있는가? 없다면, 당연히 미세먼지도 맨눈으로 볼 수 없다. 그래서 과학자들은 PM10 또는 PM2.5와 같은 아주 작은 먼지를 관찰할 때 현미경을 사용한다.

PM10이나 PM2.5라는 구분은 학자들이 연구할 때는 필요할지 몰라도 일반인에게는 큰 의미가 없다. 애초에 눈으로 구분할 수 있는 것도 아니고, 일반인에게는 먼지의 크기가 작든 크든 그것이 내 건강과 우리 가족의 건강을 위협한다는 사실이 더 중요하다. 그래서 이 책에서도 우리 건강에 좋지 않은 영향을 미치는 먼지를 미세먼지나 초미세먼지 구분 없이 미세먼지라고 표현한다. 미세먼지나 초미세먼지가 각각 구분돼서 존재하는 것이 아니라 공기 중에 섞여 있기 때문이기도 하다. 다만 구분이 필요할 때는 PM10이나 PM2.5, 초미세먼지 등으로 썼다.

눈에 보이지 않아 피하기도 어려운

아이가 하늘을 회색으로 그린다는 사연과 함께 후손에게 미세먼지로 뒤덮인 회색 하늘을 물려줄 수 없다는 여론이 몇 년 전부터 미세먼지가 심한 봄이면 기다렸다는 듯 나온다. 그런데 미세먼지는 앞서 설명했던 것처럼 눈에 보이지 않는 크기다. 농도가 짙은 날에 하늘의 색이 변할 수 있지만, 멀리 잘 보이는 날이라도 PM2.5 농도는 얼마든지 높을 수 있다. 따라서 우리가 의도적으로 미세먼지를 피하려면 공기 중에 미세먼지가 얼마나 있는지를 알아야 한다.

미세먼지가 얼마나 있는지를 어떻게 표현할지 고민한 과학자들은 부피 단위를 사용하기로 약속했다. 가로·세로·높이 각 1m의 입체 공간에 있는 미세먼지의 무게로 나타내는 방식이다. 그 무게는 대체로 1g이 되지 않아 µg이라는 단위를 사용하는데 1µg은 100만 분의 1g 또는 1,000분의 1mg이다. 즉 먼지가 얼마나 많은지를 m³당 µg을 표시하는 µg/m³라는 단위를 쓰기로 한 것이다. 1µg/m³라면 1m³의 공간에 0.001mg만큼의 먼지가 있다는 의미다.

만일 미세먼지 농도가 100µg/m³라면 '1세제곱미터당 100마이크로그램'이라고 읽어야 하는 데 너무 불편하다. 또 미세먼지의 크기 단위인 µm처럼 µg이라는 무게 단위도 우리가 일상에서 사용할 일이 없다. 그래서 일반적으로 µg/m³라는 단위를 생략하고 그냥 '미세먼지가 100'이라고 말하기도 한다. 환경부도 미세먼지 예보를 발표할 때 구체적인 수치도 내놓지만 '좋음' '보통' '나쁨' '매우 나쁨'이라는 일상적인 용어로 표현해서 일반인의 이해를 돕는다.

사실 먼지의 크기나 무게를 이렇게 단위 기호까지 붙여가며 읽는 이유는 그만큼 미세먼지가 작기 때문이다. 큰 먼지는 우리 건강에 큰 영향을 미치지 않는다. 일단 눈에 보이므로 피할 수 있다. 또 앞서 설명했듯이 우리 몸은 웬만한 먼지를 잘 걸러낸다. 먼지에 호락호락하게 당할 정도였다면 인간은 이미 지구상에서 전멸했을지도 모른다.

그러나 작은 먼지는 우리 몸의 방어막에 걸리지 않고 침투해 각종 질병을 일으키는 원인으로 작용한다. 우리 건강을 위협하는 먼지가 어떤 것인지 알아야 대처할 수 있으므로 과학자들은 먼지 크기나 무게는 물론 색이나 냄새까지도 연구한다.

큰 먼지는 대체로 자연에서 발생한 먼지로, 중국과 몽골 등지에서 바람을 타고 한반도로 넘어오는 황사도 자연 먼지에 속한다. 화산재, 흙먼지, 꽃가루, 파도 물방울, 번개로 생기는 먼지 등이 자연 먼지이고 크기가 대체로 크다.

작은 먼지는 대부분 인간이 만든 먼지다. 발전소, 공장, 자동차 등에서 내뿜는 오염물질 속 미세먼지는 매우 작다. 인간은 자연보다 먼지를 잘게 쪼개는 능력을 키워왔다. 특히 산업혁명 이후 석탄과 석유를 본격적으로 사용하면서 생성된 먼지는 더 작아졌는데 이 미세먼지가 이제는 인간의 건강을 심각하게 위협하는 지경이 됐다. 게다가 미세먼지는 휘발성 유기화합물과 같은 각종 유해물질과 결합해서 더 위협적인 모습으로 변한다.

흔히 우주의 나이를 1년으로 환산해볼 때 9월 14일 지구가 생겼고 최초의 인간은 12월 31일 오후 10시 30분쯤 탄생했다. 지금과 같은 문명을 이룬 것은 밤 11시 59분 59초라고 한다. 1초 만에 인간은 지구와 인간 모두에게 해가 되는 행동을 한 셈이다. 그렇지만 지금까지 그래왔듯이 인간은 미세먼지 문제도 잘 해결하지 않을까 생각한다. 우리는 괜히 이름만 호모 사피엔스 사피엔스가 아닐 테니까 말이다.

2

우리가 잘 모르는
먼지의 역사

임영욱 연세대 환경공해연구소 부소장은 "미세먼지는 오래전부터 있었고 과거의 미세먼지 문제는 지금보다 더 심각했다"며 1980년대 신문 기사에는 '미세먼지'라는 용어를 사용하지 않았고 다만 "남산타워가 뿌옇게 보인다"고 표현했을 뿐이라고 설명했다.

우리는 먼지 크기가 작을수록 사람의 건강을 위협한다는 사실을 밝혀냈고 공기 중에 얼마나 많은 먼지가 있는지를 표시하는 방법도 개발했는데, 이는 최근의 일이다. 미세먼지라거나 PM이라는 용어를 사용하지 않았고, 건강을 얼마나 위협하는지에 대한 과학적 데이터를 찾지 못했을 뿐, 미세먼지는 예전부터 존재했다. 삼국시대에도 먼지는 있었다.

《삼국사기》신라본기(174년)에는 '春正月 雨土'라는 기록이 있다. '정월 봄에 흙비가 내렸다'는 뜻이다. 우토雨土는 비에 흙이 섞여 있었다는 말이다. 우리는 이 흙비가 황사 때문이라는 것을 알지만, 당시에는 이를 기록으로 남길 정도로 흙비가 내리는 현상이 예사롭지 않았을지 모른다.

흙이 섞인 비가 내릴 당시 신라의 하늘은 황사로 뒤덮였을 것이다. 황사는 말 그대로 누런 모래 먼지라는 뜻인데 주로 카자흐스탄·내몽골·고비사막 등지에서 발생한 모래 먼지 또는 흙먼지를 의미한다. 이 흙먼지는 바람을 타고 한반도는 물론 일본까지, 그리고 멀리는 북미 지역까지 영향을 준다. 사막이 건조해지는 3~4월 모래 먼지는 바람에 의해 공중으로 떠오른 후 편서풍을 타고 이동한다. 이 모래 먼지 중에서도 무거운 먼지는 도중에 땅이나 바다로 떨어지고 가벼운 것은 바람을 타고 먼 거리까지 퍼진다. 이런 자연 현상 때문에 맑은 날이라도 시야가 뿌옇고, 비가 오면 빗물에 섞여 땅으로 떨어진다. 이를 우리 조상은 흙비라고 불렀다.

그 옛날부터 지금까지 황사는 매년 연례행사처럼 한반도를 찾아온다. 공중에 떠다니는 먼지인 총부유먼지TSP 개념이 생긴 1960년대에 우리는 그 농도를 측정해 발표하기 시작했다. 1969년 5월 21일자 〈경향신문〉은 대구와 울산의 TSP 농도가 3.17mg/m³이고 부평은 1.32mg/m³라고 보도했다. 그해 12월 24일 〈매일경제신문〉도 당시 보건사회부가 측정한 서울의 TSP 수치를 2.56~2.9mg/m³라고 밝혔다. 단위가 µg이 아니라 mg인 것으로 볼 때 엄청난 먼지가 공기 중에 있었던 것 같다.

그로부터 약 13년이 흐른 1982년, 환경부가 측정한 서울의 TSP는

300μg/m³ 정도다. 지금과 비교하면 높은 수치이지만 단위를 mg에서 μg으로 바꿀 정도로 그전보다 대기 중 먼지 농도가 줄었음을 알 수 있다. 서울올림픽이 열린 1988년 당시 TSP 농도는 서울이 149μg/m³, 부산 178μg/m³, 인천 152μg/m³, 여수 110μg/m³ 등으로 모두 100μg/m³를 훌쩍 넘는다.

그로부터 다시 약 30년이 흐른 후 우리나라의 공기 질은 어떻게 변했을까? 1980년대 초반부터 서울에서 근무했던 WHO 환경보건 자문관 빌프리드 크라이젤Wilfried Kreisel 박사가 2019년 1월 발표한 자료가 있다. 1981년과 2018년 대기 중 먼지의 양을 비교한 데이터다. 그 데이터에는 1981년 3~10월 서울의 TSP 평균 농도가 300μg/m³이고 하루 최고치는 661μg/m³에 달한다고 기록돼있다. 이를 초미세먼지로 환산하면 평균 180μg/m³이고, 24시간 평균 농도는 397μg/m³다. 2018년 서울의 PM2.5 평균 농도는 22.8μg/m³로 측정됐다. 과거보다 미세먼지가 상당히 감소한 것을 알 수 있다.

연탄이 사라지며 먼지도 줄었다

오랜 기간 기후 변화와 경지 개간으로 중국 지역의 사막화는 더 진행됐다. 이를 막기 위해 한국과 중국은 한때 공동으로 나무를 심기도 했지만 큰 효과는 없었다. 중국은 사막 지역에 120억 그루의 나무를 심었다고 주장했으나 바람이 너무 세서 상당수의 나무가 뽑히거나 모래에 파묻혔다. 또 중국이 '세계의 공장' 노릇을 하면서 뿜어내는 매연은 날이 갈수록 늘었다.

그럼에도 한반도의 공기가 수십 년에 걸쳐 조금씩 깨끗해진 까닭은 무엇일까? 여러 전문가가 공통으로 꼽는 것은 연료의 변화다. 1950년대 이후 우리 가정은 취사, 냉난방, 조명 등에 필요한 에너지를 석탄에 의존했다. 그 무렵 강원도 영월, 정선, 태백 등지에는 석탄을 캐는 탄광이 전성기를 맞았다. 2000년대 초 취재 목적으로 태백시의 한 탄광을 방문한 적이 있다. 갱도까지 들어가 보고 당시 광부들이 살던 아파트도 둘러보면서 예전의 화려했던 모습을 엿볼 수 있었다. 그 지역 한 주민은 1980년대까지만 해도 시쳇말로 개도 돈을 물고 다닌다고 할 정도로 호황을 누렸다고 했다. 1980년대까지 태백시에서만 40곳이 넘는 탄광이 운영됐고 인구도 12만 명까지 늘었다.

특히 석탄으로 만든 연탄은 우리 가정의 취사와 난방에 없어서는 안 될 필수품이었다. 가정마다 연탄불로 밥을 지었고 겨울철에는 방을 따뜻하게 했다. 연탄은 무연탄, 코크스, 목탄 따위의 가루에 피치나 석회 등을 섞어서 굳혀 만든 연료다. 연소가 잘되도록 상하로 통하는 여러 개의 구멍이 뚫려 있어서 '구멍탄'이라고도 불렸다. 1947년 국내에 첫 연탄공장이 생긴 후 연탄은 땔나무와 가공되지 않은 석탄의 대용품으로 환영받았다.

연탄 수요가 급증했고 1966년에는 연탄을 구하기 어려운, 이른바 '연탄 파동' 사태까지 생겼다. 이는 정부가 석탄에서 석유로 에너지를 변경하는 정책을 마련하는 계기가 됐다. 1967년부터 석탄 수요는 서서히 감소했고 덩달아 수많은 탄광이 문을 닫았다. 하지만 1973년과 1978년 두 차례 석유 파동이 일어나면서 연탄은 다시 호황을 맞았다.

한국학중앙연구원 등의 자료를 보면, 1970년 1,183만 톤이던 연탄 소비량은 1980년 2,083만 톤으로, 다시 1986년에는 2,692만 톤으로 꾸준히 증가했다. 서울올림픽이 개최된 1988년 국내 가정의 78%가 연탄을 주 연료로 사용했다. 이후 국제 유가가 안정되면서 석탄보다 석유나 가스를 사용하는 가정이 늘었다. 1993년 연탄을 주 연료로 사용하는 가정은 33%로 급감했고 2000년대 들어 이 비율은 2%로 추락했다.

석탄을 한창 사용하던 시기에는 각종 사고가 줄을 이었다. 탄광이 무너지거나 가스에 질식하는 사고 등으로 매년 평균 175명이 사망했다. 또 호흡을 통해 몸속으로 들어온 석탄 가루가 폐에 쌓여 폐가 굳어지는 진폐증도 광부의 생명을 위협했다. 연탄을 때는 가정에서도 일산화탄소 중독 사고가 빈번히 일어났다. 연탄이 타고 남은 연탄재는 겨울철 미끄러운 눈길에 뿌려 미끄러움을 방지하거나 택지 조성을 위한 매립 용도로 사용했는데 그 연탄재 자체가 먼짓덩어리다. 각 학교 교실에서도 석탄을 태우는 난로는 겨울철의 중요한 난방 수단이었다. 석탄을 조개 모양으로 뭉쳤다고 해서 조개탄이라 불리는 석탄 덩어리를 난로에 넣어 교실의 찬 공기를 데우곤 했다. 그러면 창문 밖으로 연결된 연통에서는 매연이 쉼 없이 흘러나왔다. 탄광과 화력발전소는 물론 가정과 학교까지 먼지를 내뿜는 공장과 같던 시절이었다.

땔나무, 석탄, 연탄과 같은 고체 연료가 석유와 같은 액체 연료로 전환되고 또 가스로 변화하면서 한반도의 공기 질은 점차 깨끗해졌다. 또 2010년 이후에는 기업의 오염물질 저감 노력과 친환경 차량 보급도 공기 질을 개선하는 데 일조했다. 환경부 자료를 보면, 사업장의 대기 오염물질 배출량은 2015년 약 40만 톤에서 2018년 33만 톤으로 감소했다. 국토교통부 자료에 따르면, 전기차·수소차·하이브리드차 등 친환경 차량의 등록 대수가 2015년 약 18만 대에서 2019년 60만 대로 늘어났다.

이에 따라 2000년대 이후 대기 중 먼지 농도는 크게 떨어졌다. 환경부 대기환경 정보 사이트 에어코리아에 따르면 PM10 농도는 2000년 56μg/m³에서 2017년 45μg/m³까지 떨어졌다.

한국환경정책·평가연구원현 한국환경연구원이 발표한 미세먼지 농도 수치도 에어코리아의 것과 약간 다르지만, 미세먼지 감소세를 보여준다. PM10의 농도가 2002년 75.8μg/m³에서 2015년 45.5μg/m³로 낮아졌다. 2010년 14km이던 가시거리도 2018년 16km로 길어졌다.

범부처 미세먼지특별대책위원회의 '미세먼지 관리 종합계획 2020~2024' 보고서에서도 미세먼지 농도의 변화를 읽을 수 있다. 전국 PM10 연평균 농도가 2001년 58μg/m³에서 2018년 41μg/m³로 약 31% 감소했다. 서울의 경우는 2001년 71μg/m³에서 2018년 41μg/m³로 약 42% 줄었다.

PM2.5 연평균 농도에도 변화가 있다. 2015년 처음으로 측정한 PM2.5 농도가 26μg/m³에서 2018년 23μg/m³로 약 12% 감소했다. 서울의 경우는 2001년 40μg/m³에서 2018년 23μg/m³로 약 43% 감소했다.

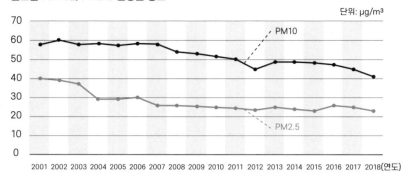

연도별 PM10과 PM2.5 연평균 농도

단위: μg/m³

PM10

PM2.5

2001 2002 2003 2004 2005 2006 2007 2008 2009 2010 2011 2012 2013 2014 2015 2016 2017 2018(연도)

범부처 미세먼지특별대책위원회의 '미세먼지 관리 종합계획 2020~2024' 보고서
PM10은 전국 기준, PM2.5는 서울 기준(전국 PM2.5는 2015년부터 측정)

　　최근 미세먼지 농도는 더 떨어졌다. 환경부 소속 국립환경과학원은 2021년 1월 전국 472개 국가대기오염측정망의 관측값을 분석한 결과 2020년 PM2.5 연평균 농도가 19μg/m³라고 발표했다. 이는 2015년 PM2.5 오염을 처음 측정한 이래 최저 수치로 기록됐다. 이에 따라 2020년 PM2.5 '나쁨' 이상 일수는 총 27일로 2019년 대비 20일 감소했고, '매우 나쁨' 일수는 0일을 기록했다. '좋음' 일수는 2019년보다 39일 늘어난 154일이었다.

　　코로나19 팬데믹으로 사업장 운영이 줄고 운송수단 이동량도 감소한 것이 미세먼지 농도를 더 낮추는 데 기여한 것으로 보인다. 이처럼 사람이 움직이지 않을수록 미세먼지 발생량은 감소한다. 이번에 얻은 데이터를 앞으로 장기적인 대책을 마련할 때 활용하면 좋을 것 같다.

3

공기는 맑아졌는데
'마스크족'이 늘어나는 이유

미세먼지 농도가 과거보다 크게 줄어 공기가 맑아진 현재에 마스크를 착용한 사람은 더 많아졌다(코로나19는 예외로 하자). 외출할 때면 마스크를 꼭 챙기는 이른바 '마스크족'이라는 말도 생겼다. 지금보다 미세먼지가 많았던 예전에는 마스크를 잘 쓰지 않았다. 마스크는 으레 아픈 사람, 특히 감염병 환자의 전유물 같은 것이었다. 일반인 가운데는 청소할 때나 꽃가루가 심할 때 잠시 사용하는 정도였다.

그런 마스크가 언제부터인가 일반인의 외출 필수품이 됐고 실제로 거리에서 마스크를 쓴 사람을 어렵지 않게 볼 수 있다. 신문과 방송 등 언론은 방독면 사진까지 노출하며 미세먼지에 대한 경각심을 일깨워 마스크 착용을 독려한다.

왜 마스크족이 늘었을까? 우선 공기 질이 과거보다 나빠졌다고 믿는 경향 때문이다. 질병관리본부는 2014년 서울 등 7대 광역시 주민을 대상으로 설문 조사를 했다. 응답자 중 80.4%는 공기 질이 10년 전과 비교해서 나빠졌다는 의견을 냈다. 변화가 없다는 의견은 16.5%이고, 개선됐다고 응답한 사람은 3%에 불과했다. 환경부에 따르면 전국의 PM10 연평균 농도는 2004년 59μg/m³에서 2008년 53.5μg/m³, 2012년 45μg/m³로 감소했다. 2013부터 2015년까지 각각 49μg/m³, 48μg/m³, 47μg/m³로 다시 증가했다가 2016년 45μg/m³로 감소했다. 그러니까 질병관리본부가 설문조사를 할 당시의 공기 질이 다소 나쁜 시기였을지는 몰라도 전체적으로 매년 한반도 공기 질은 개선됐다고 볼 수 있다.

또 환경부가 PM2.5 연평균 기준 25μg/m³를 미국과 일본 수준인 15μg/m³로 강화한 2018년 이후에는 공기 질이 더 나빠졌다는 착각에 빠질 수 있었다. 예컨대 20μg/m³일 경우 2018년 이전에는 기준치 이하이지만 2018년 이후에는 기준치를 훌쩍 넘는 수치인 것이다.

무엇보다 건강에 대한 관심이 과거보다 커진 것이 미세먼지 문제에 예민하게 반응하는 가장 큰 배경이다. 예전에는 하늘이 뿌연 날 마당에 빨래를 널 수 없다거나 자동차 위에 흙먼지가 쌓인다는 불평을 늘어놓는 정도였다면 지금은 건강이 나빠지지 않을까 걱정한다. 먼지는 건강을 위협하는 대상이 된 것이다. 일상에 불편을 주는 정도로 인식하던 먼지를 건강의 적으로 인식하면서 우리는 먼지에 더 민감해졌다.

누적된 대기 오염의 영향 폭발

교통사고는 개인이 조심해서 피할 수 있을지라도, 공기가 오염됐다고 해서 숨을 쉬지 않고 살 수는 없다. 미세먼지의 크기와 성분이 밝혀지면서 미세먼지에 대한 우려는 더 커졌다. 예전에는 자연적으로 발생하는 먼지가 많았다. 황사, 산불, 꽃가루, 흙, 화산, 번개 등 자연현상에 의한 자연 먼지가 대부분이었는데, 자연 먼지는 대부분 크기가 커서 코나 기관지에서 걸러진다. 물론 이런 먼지도 호흡기에 손상을 주지만 전신 건강을 위협할 정도는 아니다. 그리고 특정 지역이나 시기를 벗어나면 자연 먼지를 피할 수도 있다. 그렇기 때문에 과거에는 미세먼지가 하늘을 뿌옇게 만들었어도 건강상 그 영향은 크지 않았다고 할 수 있다.

문제는 사람의 건강을 위협하는 인공 먼지다. 인공 먼지는 자연 먼지보다 작아 폐 깊숙이 파고든다. 그리고 혈관을 타고 전신을 돌아다니면서 전신 질환을 일으킨다. 게다가 많은 연구를 통해 이런 먼지가 단순히 크기만 작은 것이 아니라 각종 유해물질과 섞여 있다는 사실을 알게 됐다. 환경부가 2016년 PM2.5를 구성하는 성분을 분석해보니 황산염과 질산염이 약 58.3%를 차지했다. 16.8%는 탄소류와 검댕블랙 카본이고 6.3%는 광물이다.

작은 먼지는 공기 중에 떠다니다가 다른 오염물질과 결합하기도 한다. 다른 오염물질이란 질소산화물, 암모니아, 휘발성 유기화합물 등으로, 이런 물질과 결합한 미세먼지를 '2차 미세먼지'라고 부른다. 질소산화물은 주로 경유를 사용하는 디젤엔진 차량, 석탄 화력발전소, 공장 등에서 나오는 매연에 포함되어 있다. 암모니아는 일반적으로 축산 분뇨에서 나오고, 휘발성 유기화합물은 석유를 연료로 사용할 때 생기는 화학물질이다. 주유소에서 차에 연료를 주입할 때 차량의 주유구를 유심히 살펴보면 아지랑이처럼 기체가 피어오르는 것을 볼 수 있다. 이것이 유증기인데 여기에도 휘발성 유기화합물이 존재한다.

미세먼지는 미생물과 결합하기도 한다. 공기 중에는 수많은 미생물이 떠다니는데 인체에 무해한 것이 있는가 하면 병을 일으키는 병원균도 존재한다. 이런 병원균이 미세먼지와 결합해 우리 몸에 들어올 수 있다. 이처럼 미세먼지는 공기 중 유해물질이나 병원균과 결합해 2차 미세먼지가 된다. 미국 연방고속도로국에 따르면 자국 내 PM2.5 가운데 2차 미세먼지의 비율은 30%에서 최대 90%에 달한다. 유럽 각국이 2015년 자동차 배기가스에 관한 연구를 진행한 결과, 2차 미세먼지가 1차 미세먼지 배출량보다 3배 많은 것으로 나타났다.

이런 사실이 밝혀질수록 미세먼지에 대한 관심은 커지고 건강에 관해 더 민감해질 수밖에 없다. 게다가 정부, 전문가, 언론, 시민단체 등이 미세먼지 이슈를 다소 강하게 제기하면 대중은 심리적으로 불안해지고 지금의 공기 질이 과거보다 나쁘다는 인식에 사로잡히기 쉽다.

4

'우리 공기'에 대한
진실게임

현재 미세먼지 상황이 수년 전에 비해 좋아지고 있다는 소식이 반갑게 들릴 수 있다. 하지만 안심하면 안 된다.

2020년 PM2.5 연평균 농도는 19µg/m³다. 환경부 소속 국립환경과학원이 전국 472개 국가대기오염측정망의 관측값을 분석해 2021년 1월 발표한 결과다. 이는 환경부가 전국 PM2.5 농도를 측정하기 시작한 2015년 이래 최저치다. 이 수치는 이번에 갑자기 뚝 떨어진 것이 아니라 26µg/m³(2015년), 26µg/m³(2016년), 25µg/m³(2017년), 23µg/m³(2018년), 23µg/m³(2019년)으로 매년 감소했다.

매년 한반도의 공기가 좋아진 것은 알 수 있다. 그런데 19µg/m³라는 수치는 어느 정도 오염도를 의미할까? 우선, 19µg/m³는 WHO의 PM2.5 연평균 대기질 권고기준Air Quality Guideline인 5µg/m³보다 약 4

배 높은 수치다. 또 우리나라 기준치 15μg/m³보다도 높다.

한반도의 미세먼지 농도는 다른 나라와 비교할 때 어떤 수준일까? 환경부 대기환경 정보 사이트 에어코리아 자료를 보면, 2019년 서울의 PM2.5 연평균 농도는 25μg/m³다. 미국 로스앤젤레스는 13.4μg/m³, 일본 도쿄 10.5μg/m³, 프랑스 파리 13μg/m³, 영국 런던 11μg/m³다. 공기가 맑은 세계 도시들의 PM2.5 연평균 농도는 대략 10μg/m³대다. 이에 비하면 한국 서울의 미세먼지 수준은 꽤 높은 편임을 알 수 있다.

이따금 OECD 회원국 간의 미세먼지 순위가 발표된다. OECD 회원국 중에서 우리나라의 순위는 어디쯤일까? 스위스 대기질 솔루션 전문기업 아이큐에어IQAIR가 발간한 '2019 세계 공기 질 보고서'는 한국의 대기 오염 수준이 OECD 회원국 중 최악이라고 기록했다. 한국의 PM2.5 연평균 농도는 24.8μg/m³로 OECD 회원국 36개국 중 가장 나쁘다는 내용이다. 2018년에는 OECD 회원국 중 칠레가 24.9μg/m³로 꼴찌였고 우리가 그다음이었다. 그런데 1년 만에 칠레의 PM2.5 연평균 농도는 22.6μg/m³로 개선됐지만 우리는 2018년보다 조금도 나아지지 않았다.

또 보고서는 PM2.5 연평균 농도가 높은 OECD 국가의 도시 100곳 가운데 61곳이 한국에 있다고 밝혔다. 이는 2018년 44개에서 17개 늘어난 수치다. WHO의 연간 PM2.5 권고기준 5μg/m³를 충족하는 도시가 한국에는 단 한 곳도 없었다. 이에 대해 보고서는 한국의 대기오염 정책이 대부분 한시적이며 배출가스 감축에만 초점이 맞춰졌기 때문일 것이라고 분석했다.

여기까지를 정리해보면, 우리나라의 미세먼지 농도 수준은 OECD 회원국 가운데에서 꼴찌이며, WHO의 권고기준보다 약 2배 높은 수치라는 것이 팩트다. 그러나 우리가 혼돈하지 말아야 할 사실 하나가 있다. 한국의 미세먼지 수준이 세계에서 최악은 아니라는 사실이다. 이따금 일부 전문가와 언론은 한국의 미세먼지 농도가 세계적이라고 주장하는데 이는 사실과 다르다. 결론부터 말하면, 세계에서 공기가 좋은 나라를 1번으로 하고 나쁜 나라를 100번으로 해서 일렬로 세울 때 한국은 60~70번 사이쯤 된다. 공기가 나쁜 쪽에 가깝지만 그렇다고 세계 최악의 수준은 아니다.

공기 질에 대한 기대치와 한없이 먼 현실

한국의 공기가 과거보다 깨끗해졌지만, 더 독해졌다는 주장도 있다. 즉 PM10 농도는 줄었지만 PM2.5 농도가 늘었다거나 PM2.5의 고농도 시기가 늘었기 때문에 예전보다 건강에 더 위협적이라는 것인데, 이는 비현실적이다.

국내 미세먼지에 관해 이야기할 때 2019년 1월부터 3월까지의 사례가 빠지지 않는다. PM2.5 측정을 시작한 2015년 이래 최고치를 기록했기 때문이다. 2019년 1월 4일 서울의 PM2.5 24시간 평균 농도는 129μg/m³로 사상 최고치를 나타냈다. 약 두 달 만인 3월 5일 그 수치는 135μg/m³로 급증해 최고치를 경신했다. 그 전해 같은 시기에는 100μg/m³를 넘지 않았다.

그러나 이런 주장은 특정 일의 수치가 1년 전체를 대표하는 문제가 있다. 2019년 PM2.5의 연평균 농도는 23μg/m³다. 또 매년 국내 오염물질 배출량이 감소해 연평균 미세먼지 농도가 낮아지는 것과 비례해서 고농도 시기도 짧아진다.

예전에는 PM10 값만 측정했고 PM2.5 값을 측정한 것은 최근의 일이다. 그래서 과거 PM2.5 값을 알 수 없을 때는 PM10 값을 변환해서 PM2.5 값을 추정한다. 세계 대부분의 나라에서 측정한 통계치를 분석해보니 PM10 내의 PM2.5 비율은 대체로 50% 안팎인 것으로 나타났다.

게다가 PM2.5는 PM10과 별도로 존재하는 것이 아니라 공기 중에서 혼합된 채로 존재한다. 따라서 PM10의 농도는 감소했지만 PM2.5 농도가 증가했다는 논리는 현실적이지 않다. PM10 농도가 줄어들면 그에 비례해서 PM2.5도 감소한다.

예전보다 미세먼지가 더 독해진 것도 아니다. 우리나라의 미세먼지 고농도는 대부분 12~3월에 발생한다. 사실 고농도 일수가 예전보다 줄어들었더라도 고농도 시기가 겨울 한 철에 집중되는 현상이 매년 반복하면 공기가 예전보다 좋아졌다는 점을 국민이 피부로 느낄 수 없다. 오히려 미세먼지를 더 독하게 느낄 가능성이 크다. 특히 공기 질에 대한 관심과 기대치가 높아지면서 더 그렇게 느낄 수 있다.

그 사이에 미세먼지 공포심을 가중하는 가짜 뉴스까지 판을 쳤다.

한 언론은 2014년 2월에 "서울에서 1시간만 돌아다니면서 미세먼지를 마시면 디젤차 매연을 3시간 40분 동안 흡입하는 것과 똑같다는 연구 결과가 있다"고 보도했다. 2014년 2월 어느 날 서울의 PM10 농도가 163μg/m³였는데, 이는 60m³의 밀폐된 공간에서 배기량 2,000cc 디젤차 매연을 3시간 40분 동안 마시는 것과 같다는 내용이다.

밀폐된 공간에서 디젤차 매연을 3시간 넘게 마시면 사람은 산소 부족 등으로 질식해 사망할 가능성이 크다. 의학적인 설명도 필요 없는 상식이다. 서울 시내를 1시간 돌아다니면 질식할 상태란 말인데, 이정도면 국가재난 사태를 선포하고 국민에게 마스크가 아니라 방독면을 보급해야 할 것이다.

앞의 보도는 이탈리아 국립암센터가 2004년 〈담배 통제Tobacco Control〉라는 학술지에 발표한 실험을 근거로 한다. 실험 전 차고 안의 미세먼지 농도는 PM10 기준으로 15μg/m³였다. 30분간 차량 엔진을 공회전시키자 PM10 오염도가 36μg/m³로 2배 이상 높아졌다.

이후 담배 연기로 인한 미세먼지 오염도를 측정했다. 담배에 불을 붙이자마자 PM10 측정값이 최대 약 700μg/m³로 치솟았고 30분 동안 평균 343μg/m³로 기록됐다. 담배 연기가 디젤차 매연보다 미세먼지 농도에서 10배 높다는 결과가 나왔다.

이처럼 이 실험은 대기 중 미세먼지와 디젤 차량의 매연을 비교한 것이 아니다. 흡연할 때와 디젤차 매연을 비교한 실험이다. 연구 제목도 '담배와 디젤차 매연의 미세먼지: 교육적 관점'이다. 교육적 관점이란 청소년에게 흡연의 유해성을 강조하기 위한 목적이라는 의미다.

실험이 진행된 장소도 밀폐된 곳이 아니다. 작은 환기구가 여섯 개 있는 60m³ 면적의 차고여서 어느 정도 공기가 통한다. 또 실험에서 디젤차에 사용한 연료는 바이오디젤콩기름 등으로 만든 저공해 연료이다. 미세먼지 배출량을 최대한 줄이기 위한 조치다. 미세먼지 측정도 전문적인 기기가 아니라 휴대용 간이 측정기를 사용했다.

이 보도는 인용한 실험의 실제 목적, 실험에 사용한 자동차와 연료, 실험 장소 등을 모두 가렸다. 또 미세먼지 농도를 간이 측정기로 측정한 것이어서 일반 대기 환경과 직접 비교하는 것은 무리가 있다. 심지어 실험 결과 수치를 바꾸거나 추정해서 엉뚱한 보도 내용이 나왔다. 한마디로 가짜 뉴스였다.

결론은 한반도의 공기 질이 과거보다 좋아진 것은 틀림없다는 사실이다. 또 미세먼지 오염도가 세계 최악은 아니라는 점도 사실이다. 그러나 국제적으로 우리나라의 미세먼지 오염도는 나쁜 편에 속하므로 아직 개선할 점이 많다.

또 수치로 측정하지 못하는 사람의 느낌도 무시할 수 없다. 과거에는 미세먼지가 지금보다 심했지만 크게 인식하지 못했다. 현재는 과거보다 수치상으로 미세먼지가 옅어졌지만 심리적으로는 꼭 그렇지 않다. 오히려 공기 질이 이 정도는 되어야 한다는 기대치가 커지고 건강에 대한 관심이 깊어지면서 현재의 미세먼지가 과거보다 심하다고 느낄 수 있다.

한반도 미세먼지 오염도가 세계 최악 수준이라는 주장은 2016년 미국 예일대와 컬럼비아대가 발표한 '환경성과지수EPI' 분석 결과를 인용한 것이다. 이 분석에 따르면 우리나라 대기질은 세계 180개국 중 173위, PM2.5 지수는 174위다.

대기 오염이 심각하기로 유명한 나이지리아와 아프가니스탄의 순위는 각각 126위와 134위로 우리나라보다 훨씬 높았다. 반면 대기질이 좋기로 유명한 스위스는 127위, 독일 137위, 네덜란드 139위를 차지했다.

PM2.5 오염도 수준에서도 일본 134위, 스위스 143위, 네덜란드 149위, 독일 157위로 환경 선진국들이 최하위로 평가됐지만 오염도가 높은 나이지리아와 아프가니스탄이 공동 1위를 차지했다.

이 분석은 대기질 측정 자료가 아니라 일부 인공위성 자료로 추정한 불확실한 값으로 평가한 결과다. 즉 인구밀도나 도시화가 높은 국가는 공기 질이 좋아도 나쁜 값이 나오는 것이다. 반대로 실제 공기 질은 나빠도 인구밀도나 도시화가 낮은 국가는 공기 질이 좋게 평가된다.

그래서 WHO의 2016년 조사 결과와 정반대의 결과가 나온 것이다. 사실 공신력 있는 자료는 WHO의 결과다. WHO 자료에서는 PM2.5 연평균 농도가 $20\mu g/m^3$ 이하인 미국, 북유럽, 호주, 뉴질랜드, 서유럽의 대기질 수준이 가장 좋게 나타났다. WHO의 당시 연평균 권고기준 10μg/m³를 충족한 국가는 194개국 중 뉴질랜드, 핀란드, 아이슬란드, 스웨덴, 미국, 호주, 캐나다 등 17개국이다. 한국은 30~49μg/m³로 중위권을 차지했다.

반대로 오염도가 가장 심각한 나라는 네팔(94.3μg/m³)로 나타났다. 그 외에도 카타르, 사우디아라비아, 이집트, 나이지리아 등 중동과 아프리카 국가들 그리고 인도, 방글라데시, 아프가니스탄도 PM2.5 농도가 심한 국가로 꼽혔다.

5

미세먼지와 계절의 과학

한반도는 북극과 적도 사이에 있는 지리적 특성으로 사계절이 뚜렷한 편이다. 신기하게도 계절마다 미세먼지 농도도 명확하게 다르다. 미세먼지 역시 계절을 타는 셈이다. 일반적으로 추운 시기에 미세먼지 농도가 짙어지고 더운 시기에 다소 낮아지기를 반복하는 양상을 보인다.

환경부 대기환경 정보 사이트 에어코리아와 한국환경정책·평가연구원 자료를 살펴보면 매년 봄철(3~5월) 미세먼지 농도는 월평균 60µg/m³ 이상이다. 여름철(6~8월)에는 미세먼지의 농도가 봄철의 절반 수준인 30µg/m³대로 낮아진다. 가을철(9~11월)에 그 농도가 다시 늘어 11월 말쯤에는 40~50µg/m³ 범위에서 오르내린다. 겨울철(12월~이듬해 2월)에 다시 50~60µg/m³ 범위까지 증가한다. 미세먼지 농도는 겨울과 봄에 높고 여름과 가을에 비교적 낮아지는 패턴이 매년 이어진다.

매년 12~3월 미세먼지 고농도 시기가 반복되는 이유는 주로 난방 때문이다. 난방이란 무언가를 태워 열에너지를 얻는 것인데 우리는 주로 가스, 액화 연료, 석탄, 목탄 등으로 난방을 한다. 이와 같은 연료를 태우는 과정에서 미세먼지가 발생한다.

미세먼지 발생량은 어떤 연료를 사용하느냐에 따라 큰 차이를 보인다. 일반적으로 석탄이나 석유를 태우는 것보다 가스를 태울 때 미세먼지 발생량은 줄어든다. 같은 양의 연료를 태운다고 할 때 에너지를 많이 얻을 수 있는 연료가 효율적이다. 연료가 에너지로 전환하는 비율이 높을수록 에너지 효율이 높다고 하고, 반대로 연료가 에너지로 전환하는 비율이 낮으면 에너지 효율이 낮다고 표현한다.

우리 주변의 가전제품에서도 이 효율성을 쉽게 살펴볼 수 있다. 가전제품에는 에너지 효율 등급을 표시하는 스티커가 붙어 있는데 주로 1등급부터 5등급까지 표시한다. 1등급이 에너지 효율이 높다는 의미이며 녹색으로, 5등급은 에너지 효율이 낮다는 의미이고 빨간색으로 표시한다. 에너지 효율이 중간인 3등급은 노란색으로 표시한다.

연료가 완전히 연소해서 100% 에너지로 전환되면 가장 이상적이다. 하지만 그런 연료는 없다. 연료는 타면서 에너지와 부산물을 만든다. 대표적인 부산물이 탄소다. 에너지 효율이 높을수록 완전 연소에 가까우므로 탄소와 같은 부산물이 적게 발생한다.

가스, 액화 연료, 석탄, 목탄 가운데 에너지 효율이 가장 높은 연료는 가스다. 완전 연소에 가깝기 때문이다. 난방을 위해 가스를 사용하면 탄소 배출량은 그만큼 적다. 목탄은 에너지 효율이 가장 낮고 탄소를 많이 배출한다. 따라서 공기를 좋게 만들려면 완전 연소가 잘 되는 연료를 태우면 된다. 목탄 대신 석탄, 석탄 대신 석유, 석유 대신 가스를 사용하면 우리 주변 공기는 좋아진다.

문제는 돈이다. 에너지 효율이 높은 연료일수록 가격이 비싸다. 그래서 공장과 같은 산업체는 가스보다 저렴한 석유나 석탄을 연료로 사용한다. 공기의 질을 좋게 하려면 그만큼 대가를 치러야 하는 셈이다.

미세먼지도 결국 돈 문제

계절에 따라 공기 중 미세먼지 농도가 달라지는 또 다른 이유는 강수량의 차이 때문이다. 봄에서 여름으로 계절이 바뀌면서 미세먼지 농도가 서서히 옅어진다. 중국 쪽에서 불어오는 바람의 방향이 바뀌면서 외국의 미세먼지 유입이 줄어든다. 게다가 비가 많이 내리는 장마철이 있어서 국내에서 발생한 미세먼지도 빗방울과 함께 곧장 지면으로 떨어진다. 그만큼 공기는 맑아진다. 한국환경정책·평가연구원의 기록에 의하면 2016년 강수량이 많은 7월(541mm)과 8월(252mm)의 미세먼지 농도는 각각 36.2μg/m³와 31.1μg/m³로 연중 가장 낮은 수치를 보였다.

장마철이 지나면 강수량은 줄어들고 공기가 건조해지는 가을로 이

계절별 미세먼지(PM10) 농도와 강수량 변화

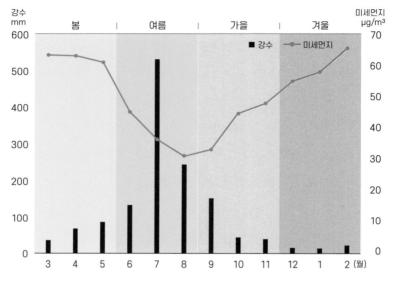

에어코리아(2015~2016년), 한국환경정책·평가연구원(2016년)

어진다. 게다가 중국에서 한반도 쪽으로 바람까지 불면 대기 중 미세먼지 농도는 더 높아진다. 2016년 10월 미세먼지 농도는 44µg/m³로 증가했고 12월 56.1µg/m³, 1월 58.7µg/m³, 2월 65.2µg/m³까지 치솟았다. 10월 44mm이던 강수량은 12월 21mm, 1월 16mm, 2월 28mm로 점차 줄어들어 여름철의 10분의 1도 되지 않았다.

풍속도 미세먼지 농도와 관련이 깊다. 바람이 세게 불수록 공기가 한곳에 정체하지 않기 때문에 미세먼지 농도가 올라가지 않는다. 그런데 최근 한반도의 풍속이 예전보다 줄어들고 있다. 한국환경정책·평가연구원의 2018년 연구에서 2014년 이후 한반도의 풍속이 느려지는 것으로 확인됐다. 겨울철에 비나 눈이 오는 날도 감소하고 있다. 2010~2018년 기상청 자료를 보면 겨울철 강수일수는 점차 감소하는 추세다. 비와 바람은 미세먼지를 땅으로 떨어뜨리고 멀리 날려버리는 일종의 자연정화 시스템인데 그 기능이 점점 줄어드는 것이다.

또 온도도 계절별 미세먼지 농도에 영향을 미친다. 일반적으로 지면과 대기의 온도 차이가 작을수록 공기는 깨끗해진다. 이런 온도 차이가 크면 찬 공기와 더운 공기가 잘 섞이지 않아 공기에 떠다니는 미세먼지가 지면으로 떨어질 가능성이 작다. 겨울철 대기의 질이 여름철보다 나쁜 이유는 지면과 대기의 온도 차이가 비교적 크기 때문이기도 하다. 여름에는 대기와 지면의 온도 차이가 작으면서 비도 많이 내리기 때문에 겨울보다 공기의 질이 좋다. 이물질이 우리 몸으로 들어오면 면역체계가 가동돼 이물질을 죽이거나 밖으로 배출하는 것처럼 자연도 비, 바람, 햇볕으로 미세먼지를 정화하는 것이다.

WHO 권고기준이 주는
메시지

세계 각국이 미세먼지 기준으로 삼는 것이 WHO의 대기질 권고기준이다. 앞서 설명했듯이 PM2.5의 연평균 권고기준은 5μg/m³이고, 24시간(하루) 평균 권고기준은 15μg/m³다. PM10은 연평균 권고기준이 15μg/m³이고, 24시간 평균 권고기준은 45μg/m³다. 이 기준은 2021년 9월에 강화된 기준이다.

연평균 권고기준은 1년 동안 미세먼지 농도가 기준 수치를 넘지 않도록 공기 질을 관리하라는 것이다. 24시간 평균 권고기준은 이 수치를 넘는 날이 1년에 세 차례를 초과하지 않도록 공기 질을 관리하라는 것이다. 미세먼지뿐만 아니라 오존, 이산화질소, 이산화황의 농도에 대한 최저 수치도 이 권고기준에 포함된다. WHO의 대기질 권고기준은 1987년 제작된 후 몇 차례의 업데이트를 진행해 지금에 이르렀다.

세계 각국은 자국의 미세먼지를 언급할 때 WHO의 권고기준과 비교한다. 우리나라의 경우 PM2.5 연평균 농도가 2019년 23㎍/㎥, 2020년 19㎍/㎥다. WHO 권고기준과 비교하면 약 4배 높은 상태다. 그렇다고 상당히 심각한 수준은 아니며, 당장 큰일이 날 것처럼 호들갑을 떨 필요도 없다.

이를 위해 WHO가 대기질 권고기준을 만든 배경을 이해할 필요가 있다. WHO가 만든 권고기준의 핵심은 PM2.5 연평균 농도다. PM2.5가 PM10보다 건강에 미치는 영향이 크기 때문에 대규모 역학 연구들을 통해 건강에 미치는 최저 농도로 연평균 10㎍/㎥라는 권고기준을 마련한 것이 최초다. 그 이하로 유지할 때 건강에 미치는 정도가 약하다는 여러 연구 결과를 반영해서 말이다. 다시 말해 미세먼지로 인한 사망 위험을 가장 낮출 수 있는 수준이라고 이해할 수 있다. 그리고 WHO는 2021년 9월에 이 권고기준을 다시 5㎍/㎥로 더 엄격하게 낮췄다.

과학자들은 건강에 영향을 주지 않는 미세먼지 농도를 찾으려고 연구했지만 찾지 못했다. 미세먼지는 농도와 관계없이 우리 건강에 좋지 않다는 것이다. 따라서 WHO 권고기준 이하의 미세먼지 농도가 건강에 해가 없다는 의미는 아니다. 다만 WHO 권고기준보다 낮은 농도는 자연 상태의 농도와 비슷하며 건강에 큰 영향을 미친다는 근거가 부족하다는 점이 고려됐다.

또 WHO는 24시간 평균 농도도 정했다. PM2.5는 15㎍/㎥이고

PM10은 45μg/m³라는 수치는 연평균 농도를 달성했을 때 통계적으로 가장 오염이 높은 날의 농도를 24시간 평균 기준으로 나온 것이다. 예를 들어, PM10의 연평균 권고기준이 15μg/m³인 경우 연중 45μg/m³를 넘는 날이 3일 발생한다는 통계적 분석을 통해, 45μg/m³를 PM10의 24시간 평균 권고기준으로 삼고 이를 초과하는 날을 3일 이내로 정한 것이다. 이는 미세먼지 오염도가 연중 일정한 수치를 보이는 것이 아니라 기상 조건에 따라 크게 변동하는 것을 고려한 권고기준이다.

WHO의 권고기준이 엄격한 이유

WHO 권고기준은 각국이 이를 달성하도록 단계적으로 미세먼지 배출을 줄이는 데 노력하라는 메시지다. 즉 공기 질을 판단하는 잣대로 WHO 권고기준을 이용하라는 것이 아니라 공기 질 개선을 위한 목표로 삼으라는 지표다.

WHO 권고기준은 경제, 사회, 기술적 조건을 전혀 고려하지 않고 보건학적으로 가장 이상적인 값을 제시했기 때문에 사실상 권고기준을 달성하는 것은 매우 어렵다. 따라서 WHO의 권고기준을 자국의 기준으로 삼는 국가는 거의 없다. 한국과 미국과 일본은 PM2.5 연평균 기준치를 15μg/m³로, EU European Union, 유럽연합는 25μg/m³로 정했다. 모두 WHO의 권고기준인 5μg/m³보다 느슨하다. PM2.5의 24시간 농도 기준도 한국과 미국과 일본은 35μg/m³로 잡았고 EU는 이 기

미세먼지 권고기준

단위: μg/m³

	PM2.5		PM10	
	연평균	24시간 평균	연평균	24시간 평균
WHO	5	15	15	45
한국	15	35	50	100

준을 정하지 않았다. 대부분 국가가 WHO의 PM2.5 24시간 평균 15μ g/m³라는 권고기준보다 완화한 기준을 정했다.

미세먼지는 난방, 취사, 교통, 산업, 건설 등에서 발생하기 때문에, 현재 대기 오염이 심한 국가가 단시간에 WHO 권고기준을 충족하기란 불가능하다. 자신들의 여건에 맞게 열심히 노력하면 달성할 수 있는 환경기준을 설정하고, 개선해서 그 목표를 달성하면 환경기준을 다시 강화해서 꾸준히 개선해 나가는 것이 실용적이고 효과적이다.

그러니까 WHO 권고기준을 넘었다고 마스크를 써야 한다거나 공기청정기를 가동해야 한다거나 창문을 꼭꼭 닫아서 외부의 미세먼지가 실내로 유입되지 않도록 해야 한다는 의미는 아니다.

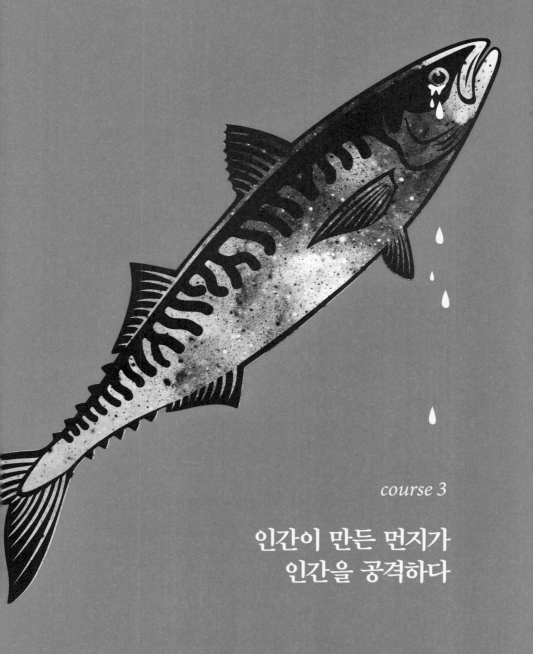

course 3

인간이 만든 먼지가
인간을 공격하다

1

먼지 만들기 게임에서
자연을 이긴 인간

2000년 9월 9일 〈중앙일보〉에 흥미로운 칼럼이 실렸다. 한반도에는 본래 여우가 많이 서식했는데 1970년대부터 자취를 감췄다는 것이다. 그 후 여우의 흔적이 없다가 2004년 강원도 양구 지역에서 사체로 발견된 것이 마지막 야생 개체라고 한다. 그러면서 여우가 한반도에서 살아가는 데 가장 강력한 장애로 인간을 꼽았다. 모피를 얻기 위한 사냥, 한국 전쟁, 전국적인 쥐잡기 운동의 결과로 여우가 전멸한 것으로 추정한다는 것이다.

이처럼 인간은 동물 가운데 생태계를 가장 많이 어지럽히는 개체다. 개발이든 전쟁이든 어떤 이유로든, 인간은 자연을 파괴한다. 어찌 보면 한반도에서 여우가 사라진 결과는 필연적일지도 모르겠다. 인간에 의한 자연 파괴는 생태계만 어지럽히는 것이 아니라 먼지도 발생시킨다. 사람이 발생시킨 먼지를 인공 먼지라고 할 수 있다.

과학자들은 굳이 먼지를 분석해서 종류를 나눈다. 우리 건강을 위협하는 먼지가 무엇인지 알아야 대책을 마련할 수 있기 때문이다. 먼지는 크게 두 부류로 나눌 수 있다. 자연 먼지와 인공 먼지다. 자연 먼지는 말 그대로 인간의 개입 없이 자연 상태에서 발생한 먼지를 의미한다. 예를 들어 화산이 폭발할 때 높은 농도의 미세먼지와 이산화황이 분출된다. 화산 폭발의 결과로 스모그도 형성되는데 일반 스모그와 구별해 '화산 스모그vog'라고 한다. 화산 작용에 의한volcanic 스모그smog란 말이다.

동물도 자연 먼지를 일으킨다. 사람이 거의 없는 아프리카에서 흙먼지를 일으키는 코끼리 떼만을 말하는 것이 아니다. 미국 〈로스앤젤레스 타임스Los Angeles Times〉는 1999년 멕시코의 수도 멕시코시티에만 200만 마리 이상의 개가 돌아다니며 매일 353톤이 넘는 배설물을 배출한다고 보도했다. 이들 중 약 50만 마리는 주인이 있는 개들이지만 나머지 150만 마리는 떠돌이 개들이다. 이 개들의 배설물은 거리 곳곳에서 말라비틀어졌고 바람이 불면서 공기 중에 먼지로 날렸다. 이 먼지는 이 도시에 있는 1만 3,000개의 길거리 음식 가판대에 놓인 음식에 내려앉았다. 그런 음식을 먹은 사람 중 일부는 만성적인 배탈을 경험할 수 있다.

이후 멕시코시티 정부는 많은 연구를 통해 PM10의 증가가 사망률 증가와 직접적으로 연관돼 있다는 보고서를 냈다. 이 보고서에 따르면, 멕시코시티의 PM10 수치는 1997년 위험 수위 44%를 넘겼고

1998년에는 52%로 더 증가했다. 개의 배설물뿐만 아니라 가뭄으로 인한 산불과 산림 훼손 등이 증가한 것도 미세먼지를 높인 주요 원인으로 꼽혔다.

자연 먼지는 논이나 밭과 같은 땅에서 일어나는 흙먼지, 사막에서 휘몰아치는 모래 먼지, 바다에서 파도가 칠 때 잘게 부서지는 물방울, 자연 발화한 산불로 발생하는 연기, 번개로 인한 것 등 다양한 형태로 존재한다. 그뿐만이 아니라 안개, 꽃가루, 소금 등도 자연 먼지에 속한다.

자연 먼지는 대체로 사람에게 큰 피해를 주지 않는다. 예를 들어 바닷가에 오래 머문다고 해서 파도에서 발생하는 물방울과 소금 가루로 건강에 문제가 발생하지는 않는다. 꽃가루는 일부 알레르기 반응을 보이는 사람에게 문제를 일으키지만 대부분 사람에게는 별문제가 되지 않는다. 자연적인 산불에 의한 먼지도 항상 발생하는 것은 아니다. 화산재나 모래 먼지와 같은 자연 먼지는 활화산이나 사막이 있는 특정 지역에서 발생하므로 많은 인구가 모여 사는 곳과는 거리가 있다. 개, 고양이, 가축 등이 발생시키는 분변 먼지는 사회적 노력으로 어느 정도 해소할 수 있다. 무엇보다 자연 먼지는 대체로 크기가 크기 때문에 인위적으로 피할 수도 있다.

그렇다면 인간이 만드는 인공 먼지는 무엇이며 왜 위험할까?

인공 먼지라서 위험하다

한국과학기술기획평가원은 인공 먼지의 발생원을 두 가지로 요약했다. 고정 발생원과 이동 발생원이다. 고정 발생원은 난방, 요리, 발전소, 쓰레기 소각장, 산업 등 주로 고정된 시설이다. 이동 발생원은 자동차, 건설 기기, 선박, 항공기 등 주로 움직이는 수단이다. 인간은 움직이든 움직이지 않든, 먼지를 일으키는 것이다.

이들 가운데 인공 먼지를 가장 많이 배출하는 것은 무엇일까? 이승민 한국환경정책·평가연구원 대기환경연구실 박사가 2019년 발표한 내용에서 그 답을 엿볼 수 있다. 미세먼지 기여도가 가장 큰 배출원은 산업과 분뇨·비료로 각각 약 25%씩이다. 산업은 그렇다 치고 분뇨와 비료가 미세먼지와 무슨 관련이 있을까 싶지만, 그 자체가 미세하게 쪼개져 먼지가 되고 공기 중에 섞이며, 분뇨와 비료를 처리하는 과정에서도 먼지가 발생한다. 또 분뇨에서 암모니아가 나오고 비료에서는 질산이 생긴다. 이처럼 사람이 잘 먹고 잘살기 위해 발달시키는 산업 분야에서 배출하는 먼지가 전체 인공 먼지의 절반을 차지하는 것이다.

이동 발생원이 배출하는 먼지는 얼마나 될까? 이동 발생원 가운데 자동차, 오토바이, 기차 등 육상 교통수단이 전체 먼지의 약 20%를 발생시킨다. 교통수단이 사용하는 화석연료 때문만으로 미세먼지가 생기는 것은 아니다. 바퀴가 지면과 마찰하면서 미세먼지가 생기고 제동장치를 작동할 때도 미세먼지가 일어난다. 육상 교통수단뿐만 아

미세먼지 배출원 기여도

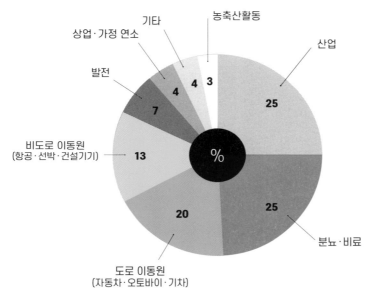

기타

농축산활동

상업·가정 연소

산업

발전

4 4 3

25

비도로 이동원
(항공·선박·건설기기)

%

13

25

20

분뇨·비료

도로 이동원
(자동차·오토바이·기차)

한국환경정책·평가연구원 대기환경연구실

니라 선박·항공·건설기기 등 비도로 이동원이 13%, 발전 7%, 상업·
가정용 연소 4%, 기타 4%, 농축산활동 3% 순으로 차지한다.

게다가 인공 먼지의 양은 자연 먼지의 양보다 많다. 물론 과거에는
자연 먼지가 월등히 많았겠지만, 세계 인구수가 증가하면서 인공 먼
지가 더 많아졌다. 국제 환경 저널인 〈대기환경Atmospheric Environment〉
은 2015년 PM2.5와 PM10의 발생 기여도를 발표했다. 무엇이 먼지를
얼마만큼 발생시키는지를 따져본 것이다.

PM2.5 발생에는 흙먼지와 소금이 45%, 운송 23%, 산업 15%, 자국

내 연료 연소 5% 등이 차지하는 것으로 나타났다. PM10 발생에는 흙먼지와 소금이 43%, 운송 21%, 산업 17%, 자국 내 연료 연소가 3%를 차지하는 것으로 집계됐다. 정도의 차이만 있을 뿐 순서는 같다. 흙먼지와 소금을 제외하면 모두 인공 먼지다. 이처럼 우리는 자연 먼지보다 인공 먼지가 많은 시대에 살고 있다. 대체로 인공 먼지는 자연 먼지보다 입자가 작아서 신체에 유입될 가능성이 크며, 특히 각종 유해물질이 붙어 있을 가능성이 크므로 자연 먼지보다 사람의 건강에 더 유해하다.

2019년 미세먼지개선기획단 자료에서도 유사한 내용을 확인할 수 있다. 2016년 기준 PM2.5 발생의 39.5%는 산업 활동이 원인이고, 수송 29.1%, 생활 18%, 발전 13.4% 등이 그 뒤를 이었다. 이들이 발생시킨 먼지의 총량은 약 33만 6,000톤이다.

"미세먼지는 자연 재난보다 인간이 유발했다"고 말하는 장성구 전 대한의학회 회장은 우리가 문화적 삶을 추구하다 자충수를 둔 것이라며, 문화적 삶과 욕심을 일부 포기해야 한다고 덧붙이기도 했다.

코로나19가 없앤 미세먼지

그렇다면 인간의 움직임이 줄어들면 공기 질은 좋아질까? 때마침 인류가 전체적으로 움직임을 줄일 수밖에 없는 사건이 벌어졌다. 2020년 3월 11일 WHO가 코로나19 팬데믹을 선언했다. 코로나바이러스 감염병이 세계적으로 대유행 상태라는 것을 국제사회가 인정한 것이다. 그날 서울의 PM2.5 농도는 16μg/m³로 1년 전인 2019년 3월 11일 42μg/m³보다 크게 낮은 수치를 보였다. 그해 3월 서울의 PM2.5 '나쁨' 일수가 3일에 그쳤고, 4월에는 1일, 5월에는 아예 하루도 없었다.

감염병 예방을 위해 국제사회가 내놓은 생활수칙은 사람 간 거리를 2m 이상 유지할 것과 손을 자주 씻는 등 개인위생에 관한 것이었다. 국가 간에는 인적 교류도 전례 없이 끊어졌고 경제 활동도 축소됐다.

이렇게 사람의 움직임이 크게 줄면서 미세먼지 발생도 줄었다. 글로벌 대기질 조사업체 아이큐에어는 세계 주요 도시 열 곳의 PM2.5 변화를 조사했는데 미세먼지가 가장 크게 줄어든 곳은 인도 델리로 나타났다. 2020년 3월 23일부터 4월 13일까지 PM2.5를 측정한 결과 32.8μg/m³로 2019년 같은 기간과 비교해 초미세먼지가 60%나 줄었다.

그다음은 한국의 서울로 2019년보다 54% 줄었다. 코로나19가 처음 퍼진 곳으로 알려진 중국 우한도 44% 감소했다. 그 외에도 인도 뭄바이, 브라질 상파울루, 미국 로스앤젤레스와 뉴욕 등이 20~30%대 대기질 개선율을 보였다.

2

편리함 뒤에 따라온
먼지라는 재앙

화려한 고대문명을 꽃피우며 유럽 문명의 기초를 닦았던 위대한 로마제국은 2,000년의 역사를 뒤로하고 어느 날 갑자기 멸망했다. 역사학자들 사이에서는 이 멸망의 원인에 대한 논의가 아직도 분분하다. 커진 외세의 위협, 높아진 세금으로 인한 민생 파탄, 타락한 권력자들 등 여러 가지 원인이 제기된 가운데 최근에는 과학에 근거한 새로운 가설이 등장했다. 바로 납 중독이다.

우리가 금을 만지거나 금붙이를 몸에 지니고 다녀도 건강에 큰 문제가 발생하지 않는다. 그런데 납은 다르다. 그래서 금목걸이는 있어도 납 목걸이는 없다. 납에 장시간 노출되면 이상 반응이 생기는데, 이를 납 중독(연독)이라고 한다. 납 중독은 초기에 복통, 설사, 변비 등을 일으키다가 빈혈, 두통, 언어장애, 불면증의 증상으로 번진다.

특히 신경계에도 영향을 미쳐 정신 착란, 발작, 신경마비 등의 증상을 일으키기도 한다. 납 성분이 한 번에 대량으로 체내에 들어오면 납 중독이 생기지만 그런 경우는 흔하지 않다. 납 중독 대부분은 소량의 납을 장기간 흡입 또는 섭취할 때 발생한다. 특히 호흡기로 들어온 납 성분은 혈류를 타고 뼈와 여러 조직에 축적된다.

고대 로마인은 목욕을 즐겼다. 로마의 유적에는 대중목욕탕이 많은데 이 목욕탕에 물을 공급하는 파이프가 납으로 만들어졌다고 한다. 그뿐만 아니라 와인을 마시던 컵, 조리기구, 화장품에도 납 성분이 들어 있었다고 한다. 이 납이 오랫동안 서서히 로마를 멸망시켜간 것이다.

금속인 납이 호흡기로 우리 몸에 들어와 혈관을 타고 온몸을 돌아다닐 정도면 매우 작아야 할 텐데, 가능한 일일까? 자연 상태의 납이 공중을 날아다니다 사람의 호흡기로 들어와 무슨 일을 일으킨다는 이야기를 들어본 적이 없다. 그런데 사람이 납을 일부러 작게 만들면 얼마든지 가능한 이야기다.

납을 잘게 쪼개는 방법이 있다. 자동차 연료에 납을 넣으면 된다. 미국 자동차 회사 제너럴 모터스General Motors, GM는 1921년 엔진의 노킹 현상을 줄이기 위한 방법을 찾다가 휘발유에 납을 넣는 방법을 발견했다. 노킹 현상이란 이상 연소에 의해 내연기관의 실린더 안에서 망치로 두드리는 것과 같은 소리가 나는 것을 말한다. 이 때문에 자동차 엔진의 출력이 떨어지고 엔진이 과열되는 등 여러 가지 문제가 발생한다. 그런데 휘발유에 납을 넣자 노킹 현상이 꽤 줄었고 이를 발견한 공로로 제너럴 모터스는 미국화학학회가 주는 상을 받기도 했다. 이렇게 만든 자동차 연료가 유연휘발유다. 납을 함유한 휘발유라는 뜻이다.

그러나 지금은 유연휘발유를 거의 찾아볼 수 없다. 오히려 무연휘발유를 사용한다. 그 계기가 된 사건이 1923년 발생했다. 듀폰Dupont사의 납 공장에서 일하던 노동자들이 정신착란 증세를 보이며 사망하기 시작한 것이다. 당시는 그 이유를 잘 몰랐지만 오랜 세월이 흐른 후 납 중독 때문으로 밝혀졌다.

납이 자동차 엔진의 노킹 현상을 줄여줄지는 몰라도 사람에게는 심각한 피해를 준다는 사실이 확인된 1970년대부터 무연휘발유로 대체되기 시작했다. 한국도 1987년부터 무연휘발유를 판매하기 시작했고 1993년에는 유연휘발유 판매를 금지했다.

잠깐의 편리함 뒤에서 조용히 쌓이는 미세먼지

이처럼 인간은 공기를 더럽히는 방법을 꾸준히 찾아왔다. 공기는 대부분 질소와 산소로 이루어져 있다. 그 외에 헬륨, 네온, 아르곤, 이산화탄소, 수증기 등이 조금씩 섞여 있다. 공기 성분 가운데 70% 이상을 차지하는 질소는 질소 원자 두 개가 결합한 것인데 어떤 이유로든 이것이 깨지면 이 원자는 산소와 결합한다. 질소 원자 한 개가 산소 한 개와 결합하면 일산화질소, 산소 두 개와 결합하면 이산화질소다. 이렇게 질소와 산소 원자가 묶인 것을 질소산화물이라고 한다.

질소산화물은 기관지 염증·천식·만성기관지염을 일으키며, 자각 증상으로는 기침·가래·눈물·호흡 곤란 등이 나타난다. 특히 급성 중독 시에는 사망할 수 있다. 또 산성비의 원인이 될 뿐만 아니라 식물을 고사시킨다. 질소산화물은 미세먼지와 잘 결합하는 성질도 있어서 질소산화물의 농도가 높으면 대체로 2차 미세먼지 수치도 높다.

자연은 질소와 산소를 결합해 질소산화물을 만들지 않는다. 하지만 인간은 질소산화물을 대량으로 만들어내는 방법을 찾았는데, 대표적인 것이 내연기관이다. 자동차가 배출하는 배기가스에 질소산화물이 많다. 영국 환경식품농무부는 2015년 질소산화물 배출의 80%를 자동차가 차지한다고 발표했다. 나머지는 보일러나 비행기 등에서 나온 질소산화물이 차지한다.

자동차 연료에서 휘발성 유기화합물이 발생한다. 끓는점이 낮아 휘발성이 강한 이 유기화합물은 나무가 울창한 숲에서도 나오지만 대부분 공기 중으로 흩어져 사라진다. 그러나 도시에서 발생하는 휘발성 유기화합물은 질소산화물 등과 결합해 2차 미세먼지를 만든다. 특히 휘발성 유기화합물이 이산화질소와 결합할 때 태양 빛까지 있다면 오존도 만들어진다. 오존 농도가 높아지면 호흡기와 눈이 자극을 받는다. 유럽환경국은 매년 유럽에서 오존 때문에 1만 명 이상이 조기 사망하는 것으로 추정한다.

무언가를 태우면 그을음이 생긴다. 이 그을음은 검댕 또는 블랙 카본이라고 부르는 탄소 입자다. 블랙 카본 발생 원인은 야외 소각

(42%), 화석연료(38%), 고체연료(20%) 순이다. 블랙 카본은 숯과 비슷한 성질이 있다. 탄소 덩어리인 숯은 휘발성 유기화합물을 잘 흡착하므로 수백 년 동안 물을 정화하는 데 사용해왔다. 탄소 입자인 블랙 카본도 휘발성 유기화합물과 잘 결합한다. 숯은 휘발성 유기화합물을 붙잡아두지만 블랙 카본은 휘발성 유기화합물과 결합해 공기 중에 떠다니다가 인체로 들어온다.

질소산화물은 공기 중 암모니아와도 결합해 질산암모늄과 같은 2차 미세먼지가 된다. 암모니아는 폐와 눈을 자극한다. 우리는 대체로 산업화로 인한 화석연료의 사용을 미세먼지의 원흉으로 보는 경향이 있지만, 사실 오랫동안 인류의 주요 산업이었으며 생존에 필수적인 산업인 농업 역시 미세먼지의 심각한 원인이라는 점도 인식할 필요가 있다. 유엔 식량농업기구United Nations Food and Agriculture Organization, FAO 는 농업을 암모니아의 주요 배출 원인으로 본다. 암모니아의 94%가 농업에서 발생한다는 것이다. 소나 닭 등 가축이 질소 성분의 사료를 먹고 배설할 때 암모니아를 배출한다. 세계 농업의 절반은 소와 같은 가축을 기르며 질소 성분의 사료를 사용한다. 이 외에도 이산화황, 메탄 등 여러 물질이 공기 중에 있다. 그 물질들은 자기들끼리 또는 미세먼지와 결합해 2차 미세먼지가 된다.

대기 오염의 주범 화석연료

공기를 더럽히는 대표적인 방법은 화석연료를 태우는 것이다. 인간은 18세기부터 이 방법을 사용했는데, 그것이 산업혁명이다. 석탄으로 화력발전소를 가동해 전기를 얻었고, 전기로 밤을 밝히면서 해가 진 뒤에도 생산활동이 가능해졌다. 또 증기기관차로 많은 화물을 운송할 수 있게 됐다. 석탄이나 석유와 같은 화석연료 덕분에 추운 겨울에도 따뜻한 공장에서 산업 활동을 이어갔다. 화석연료로 플라스틱 등 생활에 필요한 각종 제품을 만들어냈다. 수공업에 의존했던 산업은 기계가 갖춰진 공장 공업으로 변했다. 가히 혁명이라고 할 만큼 대단한 변화를 가져다준 화석연료에 대한 의존은 21세기인 지금도 여전하다.

국내 상황만 보더라도, 2016년 40.2%이던 석탄 화력발전 비중은 2018년 42.3%로 오히려 증가했다. 같은 기간 국내 원자력발전 비중은 30%에서 23.4%로 낮아졌다. 정부의 탈원전 정책과 맞물리면서 OECD 주요 회원국 중에서 2018년 석탄 소비가 증가한 나라는 한국이 유일하며 한국의 1인당 석탄 소비량은 세계 2위다. 원자력발전이 화력발전보다 우세한지 아닌지를 논할 수는 없다. 다만 우리가 전력의 40%가량을 석탄에 의존하고 있다는 점이 중요하다.

화석연료를 사용할수록 먼지 발생도 늘어난다. 석탄과 석유를 캐는 과정부터 이를 가공해 사용하는 단계까지 모든 과정에서 먼지가 발생한다. 2016년 6월 5일 국내 미세먼지 농도는 '보통'으로 예보됐다.

이날 미국항공우주국National Aeronautics & Space Administration, NASA은 대기 오염 정도를 확인하기 위해 한반도 상공에 항공기를 띄웠다. 항공기가 수도권을 지나 충남으로 이동하자 하늘빛이 어두워졌다. 서해안에 있는 석탄 화력발전소와 정유 시설들이 오염물질을 뿜어내고 있는 것이 시야에 잡혔다. 당시 충남 상공의 이산화황 농도는 최고 0.01ppm으로 측정됐는데 이는 서울보다 2배 높은 수치였다.

발전소와 정유 시설이 밀집한 지역에는 먼지가 유해물질과 결합한 2차 미세먼지가 집중돼 있다. NASA 연구진은 석탄 화력발전소와 정유 시설에서 나오는 매연이 2차 미세먼지의 원인물질임을 확인했다. 발전소, 정유 시설, 자동차 등에서 내뿜는 오염물질이 한반도를 덮고, 중국에서 불어오는 미세먼지까지 합쳐지면서 한반도의 미세먼지 농도가 심해진다는 것이 NASA의 분석이다. 석탄 화력발전소는 국가 전체 미세먼지의 9.2%, 온실가스의 27.9%를 배출한다.

3

산업과 결합한
먼지의 사기극

미국 캘리포니아주는 북태평양 동쪽에 있는 고기압 끝자락에 있어 연중 온화한 날씨로 유명하다. 캘리포니아주의 로스앤젤레스, 샌디에이고, 샌프란시스코, 산호세 등 도시 중 로스앤젤레스는 산으로 둘러싸이고 움푹 파인 저지대인 데다 해안을 끼고 있어서 안개가 자주 발생하는 도시다. 1890년대 이 지역에서 석유가 발견되면서 각종 공장이 모여들었다. 20세기 초 제강공장, 화학공장, 쓰레기 소각장이 로스앤젤레스 주변에 설치됐고 이로 인해 매연 배출이 늘어났다.

안개와 공장 매연은 스모그를 예고하는 요인이다. 그 예고는 1943년 7월 26일 아침 현실로 나타났다. 제2차 세계대전이 한창이던 당시 희뿌연 연무가 끼자 로스앤젤레스 시민은 일본이 화학전을 개시한 것이라고 믿을 정도였다. 나중에 일본의 공격이 아니라는 사실을 알았지만, 스모그의 정체를 알지 못해 시민은 더 심한 공포감에 휩싸였다. 시 당국은 캘리포니아 남부 지역에 있는 가스 공장이 원인이라고 지목했다. 그 공장을 비난하는 여론에 밀려 공장은 잠정 폐쇄됐다. 그러나 그 후에도 스모그는 꾸준히 발생했고 오히려 날이 갈수록 심각해졌다.

네덜란드 출신의 생화학자인 아리 얀 하겐-스미트Arie Jan Haagen-Smit 캘리포니아 공대 교수는 원인을 찾는 연구에 착수했다. 그리고 1954년 자동차가 주범이라는 내용의 논문을 발표했다. 완전 연소하지 않은 자동차 배기가스에 섞여 있는 산화질소와 탄화수소가 햇빛과 화학적으로 반응하면서 에어로졸이 생성됐다는 것이다. 이를 '광화학 스모그photochemical smog'라고 불렀다.

이 연구를 통해 당시 하루 배출되는 탄화수소 2,500톤 가운데 80%는 자동차가 차지한다는 내용이 공개되자 자동차 회사들은 반발했다. 미국 최대의 자동차 회사 포드Ford는 자동차 배기가스는 배출되는 순간 사라지므로 광화학 스모그의 원인이 아니라고 주장했다. 이런 저항 때문에 자동차의 배기가스를 규제하기까지는 오랜 시간이 필요했다. 하겐-스미트 교수가 로스앤젤레스 정치계, 입법계, 산업계에 오랜 설득 작업을 거친 후에야 그의 주장이 정설로 받아들여졌다.

미국에서 자동차가 급격히 증가한 것은 1950년대 전후다. 그전까지 로스앤젤레스의 주요 교통수단은 전차였는데 이 시기에 전차가 빠르게 사라졌고 그 자리를 자동차가 대신했다. 그 후 스모그 발생 일수가 늘었다. 1950~1960년대 로스앤젤레스에서 1년 중 6개월 이상 스모그가 생겼다.

로스앤젤레스 시민은 미국인의 자랑이자 문명의 이기인 자동차가 자신들과 가족의 건강을 위협하는 존재라는 것을 깨달았다. 이후 캘리포니아주는 새로 생산하는 차에 배기 조절 장치를 부착하도록 했다. 이를 통해 자동차 매연 배출량을 최대 40분의 1로 낮출 수 있었다. 추가로 하이브리드 차량이나 전기 자동차의 사용을 권장했다.

그러나 20세기 초부터 들어선 제강공장, 화학공장, 발전소 등의 질소화합물과 탄화수소 배출을 막지는 못했다. 이 때문에 로스앤젤레스의 스모그는 현재 진행형이다. 최근에는 자동차뿐만 아니라 비행기, 기차, 선박도 스모그의 원인으로 취급받고 있는데, 실제로 아시아에서 미국으로 들어가는 물량의 절반이 로스앤젤레스 항구를 통한다.

경제냐 환경이냐, 그것이 문제로다

로스앤젤레스의 광화학 스모그 사건은 자동차가 미세먼지의 주요 발생원으로 급부상하는 계기가 됐다. 특히 휘발유 차량보다 디젤을 연료로 사용하는 차량이 더 많은 오염물질을 배출한다. 디젤은 오래전부터 암을 일으키는 물질로 지목받았다. WHO 산하 국제암연구소는 1988년 질소산화물과 이산화황을 배출하는 디젤을 발암물질 2군으로 분류한 바 있다. 인간에게 암을 일으킬 가능성이 있다는 것이다.

국제암연구소의 전문가그룹은 2012년 6월 프랑스 리옹에 모여 디젤 배기가스의 노출이 암과 관련성이 얼마나 있는지를 논의했다. 디젤 배기가스가 폐암의 원인이 될 만한 충분한 근거가 있으며, 다소 제한적인 근거이지만 방광암과도 관계가 있다는 만장일치의 결과를 발표했다. 이에 따라 국제암연구소는 2012년 디젤 배기가스를 폐암을 유발하는 1군으로 상향 조정했다. 여러 연구를 통해 인간에게 암을 유발하는 물질로 확인됐다는 의미다. 휘발유 배기가스는 2군으로 유지했다. 이와 같은 내용을 발표하면서 국제암연구소는 세계적으로 디젤 배기가스에 의한 복합 화학물질의 노출을 줄여 건강상 위해성 영향을 감소시킬 것을 주문했다. 미국 국립암연구소National Cancer Institute, NCI에서 1만 2,000명의 광부를 대상으로 암 발생률을 조사했던 데브라 실버먼Debra Silverman 박사는 〈뉴욕 타임스New York Times〉에 디젤 배기가스에 크게 노출된 비흡연 광부들의 폐암 발생률이 일반 비흡연자보다 7배나 높다고 밝혔다.

엄융의 서울대 명예교수는 저서 《건강 공부》에서 경유가 휘발유와 다르게 오염물질을 많이 발생시킨다며 "특히 유황 성분이 많이 포함되어 있는데, 이 성분 때문에 공기 중으로 항산화물질이 다량 배출된다. 분류 증류 방법으로 원유를 정제할 때 얻어지는 경유에는 유황 성분이 다량 함유되어 있는데, 환경오염을 일으키는 에너지원, 미세먼지와 산성비를 일으키는 주범으로 지목되어 여러 나라에서 정유의 유황 함유량, 디젤 차량의 미세먼지 배출량을 엄격히 규제하고 있다"고 설명했다.

로스앤젤레스의 광화학 스모그 사건 등으로 디젤 차량의 유해물질 위해성이 확인된 후 외국은 디젤 차량에 오염물질을 거르는 장치를 의무적으로 부착하는 규정을 마련했다. 한 발 더 나가 디젤 차량을 아예 퇴출하는 데 결정적인 계기가 된 사건이 발생했다. 바로 2015년 터진 '디젤 게이트'다.

'클린 디젤'이라는 위선

2011년 독일 폴크스바겐Volkswagen은 일본 도요타Toyota 등이 득세한 북미 시장에서 점유율을 확대할 방법을 모색했다. 환경기준이 까다로운 미국은 당시 환경오염물질을 배출하는 디젤 차량을 선호하지 않았다. 디젤 차량을 주로 생산하는 폴크스바겐은 자사의 디젤 차량이 매연은 거의 없으면서도 높은 연비를 낼 수 있다는 마케팅을 폈다. 이른바 '클린 디젤'을 강조한 것이다. 즉 배기가스 저감장치를 달아도 성능에 지장이 없다고 했다. 2014년 이를 증명하기 위해 미국과 독일에 사무실을 둔 비영리단체 '국제청정교통위원회International Council on Clean Transportation, ICCT'에 폴크스바겐 디젤 차량 15개 모델의 배기가스 분석을 의뢰했다.

그런데 분석 과정에서 이상한 점이 발견됐다. 실내 검사에서 측정한 배기가스 수치와 실제 도로에서 주행할 때 나오는 배기가스의 양이 크게 달랐다. 도로 주행 시 배기가스가 현저히 높게 측정됐다. 검사를 여러 번 반복했지만, 결과는 다르지 않았다. ICCT는 그 결과를 미국 환경보호청에 통보했다. 이를 바탕으로 조사를 진행한 환경보호청은 2015년 9월 그 결과를 발표했다. 2009년부터 2015년까지 생산한 일부 디젤 차종에 저감장치 조작 프로그램이 설치돼 있다는 내용이다. 검사할 때만 저감장치 조작 프로그램이 작동해 오염물질 배출량이 실제보다 적게 측정되도록 한 것이다. 이 조사 과정에서 폴크스바겐 차량의 디젤엔진이 기준치의 40배나 많은 배기가스를 발생시킨다는 사실도 밝혀졌다.

미 환경보호청은 48만 2,000여 대의 폴크스바겐 디젤 차량에 대한 리콜 명령을 내렸다. 큰 타격을 입은 폴크스바겐그룹은 미국에서 '골프'와 '파사트' 등 리콜 대상 차종의 판매를 중단했다. 이 사건은 여기서 그치지 않았다. 영미권에서 '디젤 게이트'로 불릴 만큼 엄청난 파장을 몰고 왔다.

폴크스바겐은 처음부터 모든 혐의를 부인했다. 그러나 여러 증거가 나온 후인 2015년 9월 1,100만 대의 폴크스바겐과 아우디 2.0ℓ 디젤 차량에 배기가스 감사 결과를 조작하는 소프트웨어가 설치됐음을 인정했다. 이 일로 자동차 업계의 거물인 최고 책임자 마르틴 빈테르코른Martin Winterkorn이 사과하고 자리에서 물러났다. 폴크스바겐은 2016년 6월 소비자에게 최고 15억 달러를 보상하는 합의에 동의했다.

그 당시 우리 환경부도 국내에서 판매하는 폴크스바겐 차량에 대한 조사 결과를 발표했다. 미국 조사 결과와 같이 배기가스가 비정상적으로 높게 배출되는 사실을 확인했고 총 12만 6,000대의 폴크스바겐 디젤 차량에 리콜 명령을 내렸다.

아직도 경유가 휘발유보다 싼 나라

각국에서 폴크스바겐의 디젤 차량 문제가 이어지자 폴크스바겐은 2040년까지 내연기관을 퇴출하겠다고 선언했다. 미하엘 요스트 Michael Jost 폴크스바겐 최고전략책임자는 "2026년이 마지막 세대 내연기관 차량을 생산하는 해가 될 것"이라고 밝혔다. 폴크스바겐은 전기차 부문에 42조 원을 투자해 2025년까지 250만 대의 전기차를 생산할 계획이다.

폴크스바겐을 포함한 세계적인 자동차 업체들은 2017년 전기차 생산 계획을 앞다퉈 발표했다. 메르세데스 벤츠 Mercedes-Benz 는 2022년까지 열 개 이상 모델의 전기차를 개발하기 위해 12조 원을 투입한다고 발표했다. 그 후 벤츠사는 여섯 개 하이브리드 모델 개발에 착수했고 2019년 전기차 모델 EQC 한 개를 공개했다. BMW도 전기차 두 개의 모델을 출시했다. 혼다 Honda 는 2030년까지 전기차 비중을 65%까지 올린다고 밝혔다. 볼보 Volvo 는 아예 전기차에 집중한다고 천명했다.

이처럼 외국이 디젤 차량과 거리를 둘 때도 우리는 여전히 디젤 차량 보급에 적극적이었다. 한때 국내에서 디젤 차량은 없어서 못 살 정도로 인기가 높았다. 디젤 차량의 연비는 휘발유 차량보다 좋았고 경유 가격은 휘발유보다 쌌다. 같은 연료의 양으로 휘발유 차량보다 더 멀리 이동할 수 있는 디젤 차량을 마다할 이유가 없었다.

자동차 업계는 이산화탄소가 휘발유보다 30% 이상 적게 나오는 점을 근거로 디젤 차량을 친환경 차로 분류해 판촉을 강화해왔다. 자동

차 업체를 대신해 정부가 디젤 차량 홍보에 발 벗고 나섰다. 폴크스바
겐이 그랬던 것처럼 국내 자동차 업계와 정부는 깨끗한 경유라는 뜻
의 '클린 디젤'을 앞세웠다. 매연이 적거나 생각보다 심하지 않다는 잘
못된 인식을 소비자에게 강조한 것이다. 디젤 차량에 대한 세금을 낮
춰주고 경유 가격도 휘발유보다 절반 이하로 유지했다.

당연히 국내에서 디젤 차량은 급격히 증가했다. 국토교통부에 따
르면 2018년 말 국내에 등록된 디젤 차량은 992만 9,537대(2017년보
다 35만 3,142대 증가)로 역대 최대 규모로 늘었다. 그뿐만 아니라 전체
자동차 중 디젤 차량이 차지하는 비중도 1999년 29%에서 해마다 꾸
준히 증가해 2018년 42.8%까지 증가했다. 여전히 많은 디젤 차량이
도로를 달린다. 국토교통부 집계에 따르면 2020년 국내 약 2,400만
대 차량 가운데 41%가 디젤 차량이다.

그러는 사이에 한반도 상공의 공기는 점점 혼탁해졌다. 디젤 차량
이 환경친화적 자동차로 분류되는 모순된 상황을 바로 잡아야 한다
는 목소리가 매년 국회에서 나왔다. 하지만 폴크스바겐의 디젤 게이
트가 불거진 이후에야 정부는 디젤 차량의 운행과 구입에 제동을 걸
기 시작했다. 클린 디젤 정책을 추진한 지 9년 만의 일이다.

4

바다에서 온
먼지 괴물

　정부는 한동안 미세먼지가 어디서 얼마나 만들어지는지 몰라서 석탄 화력발전소와 자동차 매연만 문제 삼았다. 석탄 화력발전소가 많이 모여 있는 충청 지역과 자동차가 많은 서울을 중심으로 한 수도권에만 신경을 썼다.

　인천이나 부산과 같은 항구도시는 시야가 트여 있어 공기가 정체되지 않으므로 공기가 비교적 깨끗할 것으로 생각하지만 현실은 그렇지 않다. 환경부가 2017년 발표한 자료를 보면 서울에서 배출하는 PM2.5의 양이 2,524톤이고 부산에서는 2,544톤이다. 항구도시인 부산의 미세먼지 배출량이 서울과 다르지 않은 것이다.

　부산의 인구와 자동차 수는 서울보다 많지 않다. 2020년 기준 부산 인구는 339만 명으로 서울 인구 966만 명의 절반에도 못 미친다.

국토교통부가 집계한 부산의 자동차 등록 대수도 2019년 기준 약 139만 대다. 서울의 자동차 등록 대수는 그보다 2배 이상 많은 312만 대다.

사람과 차량의 왕래가 서울보다 훨씬 적은 부산의 미세먼지 배출이 서울보다 많을 이유가 없어 보인다. 그렇다면 부산의 미세먼지는 어디서 오는 것일까? 선박에서 그 해답을 찾을 수 있다. 선박은 미세먼지를 배출하는 한 원인이며, 생각보다 많이 배출한다.

국립환경과학원의 조사 결과, 부산의 미세먼지 중 51.4%는 선박에서 배출된 것으로 나타났다. 2017년 부산항을 4만 9,842회 드나드는 각종 선박이 부산 지역 미세먼지의 절반 이상을 뿜어냈다는 이야기다. 같은 항구도시인 울산과 인천도 미세먼지 발생원의 18.7%와 14.1%가 선박이다.

국가통계포털Korean Statistical Information Service, KOSIS의 2019년 항만 출항 현황에서 부산은 6억 7,635만 5,168GTgross tonnage, 총톤수: 선박 용적을 나타내는 단위로 1위다. 그 뒤에 광양, 울산, 인천, 평택·당진, 여수 순으로 이어진다. 환경부는 2010년에 비해 2019년 주요 항만의 선박 출항 GT가 대부분 증가했다고 분석했다. 여수 175%, 부산 144%, 광양 138%, 평택·당진 136% 증가한 것으로 집계했다.

선박은 큰 덩치를 움직여야 하므로 가격 대비 효율을 따져 벙커C유를 연료로 사용하는 경우가 많다. 벙커C유는 다량의 황을 함유한 저급 연료다. 이 때문에 선박과 차량이 같은 양의 연료를 연소할 때 선박에서 배출되는 황의 양은 자동차에서 배출되는 양보다 훨씬 많다. 대형 크루즈선 한 척이 디젤 차량 350만 대분에 달하는 이산화황을 배출하는 것으로 추정하는 연구 결과도 있다. 차량이나 선박의 내연기관이 연소할 때 배출되는 이산화황은 대표적인 미세먼지 유발물질이다.

외국은 선박의 미세먼지 발생에 대해 세심하게 관찰한다. 독일의 환경보호단체인 자연과 생물다양성 보존 연맹Nature and Biodiversity Conservation Union, NABU은 유럽에서 운항 중인 크루즈 선박이 내뿜는 매연을 조사한 적이 있다. 그 결과 중간 크기의 크루즈 선박 한 척이 매일 150톤의 저급 디젤 연료를 사용하면서 자동차 100만 대 분량의 미세먼지와 42만 1,000대만큼의 질소산화물, 그리고 3억 7,600만 대 정도의 황을 내뿜는다는 보고서를 내놨다.

항구에 크루즈 선박 한 척만 들어와도 그 도시의 모든 자동차가 내뿜는 매연보다 많은 대기 오염물질을 배출하는 셈이다.

운송그룹인 운송과 환경Transport & Environment은 2019년 대형 선박이 유럽 항구도시의 대기에 미치는 영향을 분석한 자료를 공개했다. 이 조직은 세계 최대 호화 유람선 운항사인 카니발 코퍼레이션Carnival Corporation이 2017년 유럽 전역에 있는 자동차 2억 6,000만 대보다 거의 10배 많은 황산화물을 내뿜었다고 밝혔다. 카니발 코퍼레이션이 운항하는 크루즈 선박은 47척이다. 이 때문에 스페인, 이탈리아, 그리스, 프랑스, 노르웨이 등 유럽 전역이 대기 오염에 시달린다는 것이다.

실제로 각국 항구도시는 크루즈 선박이 내뿜는 황산화물로 몸살을 앓고 있다. 운송과 환경의 자료에 따르면, 스페인 바르셀로나에 있는 자동차 56만 대는 2017년 6~7톤의 황산화물을 내뿜었는데, 이 도시를 찾은 크루즈 선박 105척이 쏟아낸 황산화물은 32.8톤에 달했다. 스페인의 팔마 데 마요르카를 찾은 87척의 크루즈 선박이 방출한 황산화물은 28톤으로 그 도시를 달리는 자동차 24만 5,000대가 내뿜는 황산화물 2.5톤보다 10배 이상 많다. 이탈리아 베네치아에서는 크루즈 선박 68척이 약 28톤의 황산화물을 쏟아냈는데, 그 도시의 자동차 11만 대가 배출하는 황산화물은 약 2톤이었다. 영국 사우샘프턴에서도 44척의 크루즈 선박이 약 27톤의 황산화물을 방출했다. 이 도시의 자동차 26만 대가 발생한 황산화물은 약 4톤이다.

행동하는 생태학Ecologist in Action이라는 환경단체는 선박에서 나온 독성 입자가 스페인 바르셀로나 항구에서 약 400km 떨어진 곳에서 발견됐다는 보고서를 냈다. 스페인 바르셀로나는 한 해 800척의 선박이 오가는 세계 최대 정박항이다. 선박을 이용한 승객만 270만 명에 달한다. 환경운동가들은 크루즈 선박이 항구도시에 경제적 이익을 거의 가져다주지 않으면서 항구도시 시민의 건강을 위협하는 관광 유형이라고 주장한다. 승객 대부분은 약 5시간 동안 항구도시를 방문하면서 1인당 평균 57달러 정도를 쓰는 것으로 조사됐다.

이런 사실은 선박 입출항과 물동량에 대한 경제적 의존도가 높은 항구도시 입장에서는 달갑지 않다. 영국 런던에서 남서쪽으로 110km 거리에 있는 항구도시 사우샘프턴은 프로축구클럽으로 유명할 뿐만 아니라 대형 선박이 몰리는 세계적인 정박항으로도 이름이 높다. 그러나 이 도시는 대기질을 측정하지 않는다고 영국 방송사

BBC가 2007년 보도한 바 있다. 경제적 이득을 포기할 수 없는 현실적 이유 때문으로 보인다.

크루즈 선단 한 척의 위력

해안가의 기상적 특성도 항구도시의 미세먼지 농도를 높이는 요인이다. 해안가는 낮과 밤에 바람의 방향이 다르다. 낮에는 육지가 바다보다 빠르게 가열돼 발생하는 상승기류에 의해 바다에서 육지로 바람이 부는 해풍이 발생한다. 반대로 밤에는 육지가 더 빠르게 식어 육지에서 바다로 바람이 부는 육풍이 발생한다. 하지만 낮보다 밤의 온도차가 적어 육풍의 세기는 해풍에 비할 바가 못 된다. 이 차이 때문에 선박에서 발생한 오염물질이 꾸준히 항구도시 쪽으로 밀려와 쌓인다.

이처럼 선박에서 내뿜는 미세먼지가 만만치 않자 국제사회는 고민 끝에 선박의 속도를 늦추자는 해법을 제시했다. 국제해사기구 International Maritime Organization, IMO는 연구를 통해 2050년 국제 해상운송으로 발생하는 이산화탄소 배출량이 미래의 경제와 에너지 성장률에 따라 50%에서 250%까지 증가할 것으로 예측했다. 이를 예방하기 위한 대책으로 IMO는 배의 속도를 늦출 것을 제안했다. IMO는 선박이 저속으로 운항하면 미세먼지 배출을 2분의 1로 줄일 수 있다고 주장한다. 또 선박의 공회전을 줄이는 것도 대안으로 떠오른다.

이처럼 최근 선박의 공회전을 줄이기 위한 육상전원 공급설비의 설치나 항구 내 선박의 저속 운항 등 항구 특성에 맞는 미세먼지 대책이 세워지고 있는 점은 긍정적이다. 하지만 항구도시의 공기 질 개선을 위해서는 선박이 배출하는 오염원 관리뿐만 아니라 해안의 기상 특성까지 고려한 종합적인 관리대책이 필요하다.

우리 정부도 항구도시의 미세먼지를 관리하기 시작했다. 범부처 미세먼지특별대책위원회의 '미세먼지 관리 종합계획 2020~2024' 보고서에서 "타 부문에 비해 투자·지원이 부족해 관리가 미흡했던 선박·항만·건설기계 등에 대해 적극적인 감축 조치를 추진한다"고 밝혔다. 선박이 배출하는 미세먼지를 줄이기 위해 선박 배출가스 기준을 강화하고 저속 운항 프로그램을 도입하며, 친환경 선박을 확대하기로 한 것이다. 또 항만 자체의 미세먼지 발생을 줄이기 위해 하역 장비의 미세먼지 배출 기준을 신설하고 친환경 항만 인프라를 구축하며, 항만 구역 고농도 미세먼지 대응을 강화하기로 했다.

미세먼지 심각한 국가의 반전

항구도시와 같은 또 하나의 반전은 저개발국가다. 상식적으로는 인구와 자동차가 많은 대도시일수록 미세먼지 농도는 높고 도시가 아닌 지역은 공기가 맑고 깨끗해야 한다. 그런데 세계적으로 도시가 발달한 나라보다 저개발국가의 대기 오염이 심하다. WHO 홈페이지에서 대기 오염 지도를 보면 대기 오염이 심한 지역은 아프리카에서 중동을 거쳐 중앙아시아로 이어지는 띠를 형성한다. 자동차 왕국인 미국과 인구가 밀집한 유럽은 오히려 대기질이 좋은 지역으로 표시돼 있다.

특히 대자연 히말라야를 품은 나라인 네팔의 대기 오염은 매우 심각하다. 세계은행은 2017년 발표한 세계개발지표World Development Indicators를 통해 PM2.5 농도가 가장 심한 국가로 네팔을 꼽았다. 조사 당시에 네팔의 PM2.5 연평균 농도는 99.73㎍/㎥로 나타났다. WHO 권고기준의 약 20배에 달한다. 2위는 니제르(94.05㎍/㎥), 3위 카타르(91.19㎍/㎥), 4위 인도(90.87㎍/㎥), 5위 사우디아라비아(87.95㎍/㎥) 순이다.

WHO가 2018년에 발표한 194개 국가별 PM2.5 농도 자료에서도 수치나 순위는 다소 차이가 있지만 세계은행의 자료와 유사한 양상을 보인다. PM2.5 농도가 가장 심한 국가 순으로 보면 1위 네팔(94.3㎍/㎥), 2위 카타르(90.3㎍/㎥), 3위 이집트(79.3㎍/㎥), 4위 사우디아라비아(78.4㎍/㎥) 5위 니제르(70.8㎍/㎥) 순이다.

아이큐에어의 2019년 세계 공기 질 보고서에는 1위 방글라데시(PM2.5 83.3㎍/㎥), 2위 파키스탄(65.8㎍/㎥), 3위 몽골(62㎍/㎥), 4위 아프가니스탄(58.8㎍/㎥), 5위 인도(58.1㎍/㎥) 순이다. 네팔도 44.5㎍/㎥로 8위를 차지했다. 세계적인 대도시가 모인 미국, 프랑스, 중국, 일본보다 이들 국가가 상당히 나쁜 공기를 품고 있는 셈이다.

이렇게 미세먼지가 심한 국가는 대체로 사막을 끼고 있거나 산업 발전이 한창 진행 중이다. 또 취사용으로 사용하는 고체연료, 쓰레기 소각, 낡은 자동차에서 내뿜는 매연이 공기를 나쁘게 만든다. 전기 사정이 좋지 않아 집마다 발전기를 사용하는데 발전기를 가동할 때마다 매연이 뿜어져 나오기도 한다. 이와 같은 저개발국가는 공기 질 개선에 적극적이지도 않다.

미국, 유럽, 일본에 있는 대도시들은 약 70년 전, 현재 대기 오염이 심한 아프리카, 인도, 중국보다 더 심각한 대기 오염을 경험했다. 그만큼 공기 질 개선에 적극적으로 대처한 결과 지금은 세계에서 미세먼지 오염도가 가장 낮은 지역이 됐다.

5

고등어는 억울하다

미세먼지의 유해성을 인식하기 시작하면서 미세먼지의 심각함이 피부로 느껴지던 2015년 정부에서 여러 방면에서 대책을 논의했다. 이때 집 안에서 일어나는 생활 먼지에 관한 부분도 점검이 있었는데, 갑자기 고등어구이가 화제가 되면서 "고등어가 미세먼지의 주범"이라는 유행어가 정부 정책을 비판하는 데 쓰이기도 했다. 하지만 이를 그저 웃음의 포인트로 소비할 일만은 아니다. 고등어구이로 대변되는 구이요리에서 발생하는 먼지는 우습게 볼 일이 아니기 때문이다.

우리는 앞서 외부에서 발생하는 미세먼지를 중점적으로 살폈지만, 실내의 미세먼지 발생도 무시할 수 없다. 특히 실내는 외부보다 환기가 잘 안 될 가능성이 커서 미세먼지 농도가 순간적으로 높아질 수 있다.

폐암이라면 으레 담배를 자주 피우는 남성의 암으로만 인식해왔다. 그런데 2015년 보험개발원이 발표한 생명보험 통계를 살펴보면 의외의 사실을 확인할 수 있다. 2003년부터 2012년까지 10년 동안 생명보험 통계를 분석한 결과, 남녀 모두에서 암이 사망 원인 1위로 꼽혔다. 남성에서 1위가 간암, 2위가 폐암, 3위가 위암이다. 술, 담배, 짠 음식이 자연스럽게 떠오른다. 그런데 여성에서 유방암, 위암을 제치고 폐암이 1위를 차지했다. 담배를 피우는 여성은 전체 여성 중 7% 안팎으로 대부분의 여성이 흡연하지 않는데도 폐암이 여성의 사망 원인 1위라는 사실이 놀랍다.

여성을 포함한 비흡연자의 폐암이 증가하는 원인은 아직 뚜렷하게 밝혀지지 않았다. 다만 의학계는 조리할 때 유해물질에 자주 노출되기 때문으로 추정한다.

조리 오일흄cooking oil fume이라는 용어가 있다. 기름을 이용해 고온에서 음식을 조리할 때 발생하는 하얀 연기로, PM2.5보다 작은 나노 입자다. 이를 사람이 흡입하면 폐포 깊숙이 침투해 염증을 유발한다. 국제암연구소는 2010년 연구 보고서에서 조리 오일흄이 암을 유발할 가능성이 크다고 발표했다. 대만에서는 환기가 제대로 되지 않는 조리 환경에서 폐암 발병 위험이 최대 22.7배 급증한다는 분석이 나왔다. 2016년 미국 국립생물공학정보센터National Center for Biotechnology Information에 보고된 연구 논문에는 조리 오일흄에 약 200종류의 유해 가스가 있어서 조리 오일흄에 노출되는 것은 중국 여성의 높은 폐암 사망률과 관련이 있다는 내용이 있다. 또 2020년 조리 오일흄이 폐암 위험을 최대 3배 높일 수 있다는 중국의 연구 결과가 국제 학술지에 실리기도 했다.

음식을 가열할 때 수증기와 미세먼지가 발생한다. 또 기름이든 가스든 화석연료를 태우는 과정에서 총휘발성 유기화합물과 발암물질인 다환방향족탄화수소, 알데하이드류, 이산화탄소, 일산화탄소, 이산화질소, 질소산화물, 블랙 카본 등이 나온다.

환경부가 2015년 조리 방식별 미세먼지 발생량을 측정했다. 고등어와 삼겹살을 지름 25cm의 프라이팬으로 굽는 실험이었다. 가정에서 조리하는 방식대로 가스레인지에 불을 켜고 1분 후 식용유 50㎖를 두르고 고등어와 삼겹살을 각각 구웠다. 2분 간격으로 재료를 뒤집었고 12분 후 조리를 완료했다. 미세먼지 농도의 변화를 보기 위해 조리 종료 후 30분까지 미세먼지 양을 측정했다.

미세먼지 발생량은 고등어를 구울 때 2,400㎍/㎥, 삼겹살을 구울 때 1,400㎍/㎥로 측정됐다. 당시 환경부가 고등어구이에서 미세먼지가 나온다고 발표한 것은 앞서 소개한 '고등어가 미세먼지의 주범'이라는 억울한 누명이다. 이는 사실 표현의 문제였다. 고등어구이가 문제가 아니라 음식을 기름에 굽는 조리 방식이 문제인데, 정부가 고등어에 방점을 찍은 듯한 표현을 썼기 때문이다.

발생량에 차이만 있을 뿐 거의 모든 조리 과정에서 미세먼지가 발생한다. 달걀 프라이를 만들 때 1,000㎍/㎥, 볶음 요리를 할 때 180㎍/㎥, 찌개를 끓일 때 119㎍/㎥의 미세먼지가 각각 측정됐다. 이들 수치는 조리 방식이나 실내 환경 등에 따라 다소 차이를 보이겠지만 대체로 상당한 미세먼지가 발생하는 것만은 사실이다.

가정에서 프라이팬으로 요리한 음식을 접시에 담고 나서 달궈진 프라이팬을 그냥 가스레인지 위에 놓아두는 경우가 흔하다. 뜨거운 프라이팬을 딱히 놔둘 곳이 없어서 가스레인지 위에 놓고 식은 후에 설거지한다. 뜨거운 프라이팬에 남아 있는 기름에서는 유증기가 계속 발생한다. 유증기는 미세한 기름방울이 기화한 것을 말한다. 즉 조리 후에도 프라이팬이 식을 때까지 미세먼지가 발생하는 것이다.

임영욱 연세대 환경공해연구소 부소장에 의하면 조리 후에도 미세먼지 양이 크게 줄어들지 않는다며, 식용유를 사용한 요리의 위험성을 다음과 같이 지적했다.

"고기를 구운 프라이팬이 뜨겁기 때문에 미세먼지가 계속 나오는 것이다. 조리 즉시 프라이팬을 식혔더니 미세먼지 양이 크게 줄었다. 조리할 때 노인이나 아이가 가까이 오지 못하게 해야 한다. 요리할 때 아이를 곁에 두는 것은 잘못된 행동이다. 명절 때 시어머니는 임신한 며느리에게 무리하지 말라며 앉아서 전이나 부치라고 배려한다. 그러나 이는 배려가 아니다. 전을 부칠 때 가스 연료를 사용하고 식용유를 사용하므로 미세먼지가 상당히 발생한다. 임신부에게 미세먼지를 마시게 하는 셈이다."

탈취를 원한다면 창문 열어 환기를

2018년 11월 4일 영화배우 신성일이 폐암 투병 끝에 유명을 달리했다. 그는 젊은 시절 담배를 피웠지만 1980년대 초에 끊었다고 했다. 폐가 좋지 않은 가족력이 있었기 때문이다. 그는 생전 언론과의 인터뷰에서 "1982년 담배를 끊었는데 (폐가 약한 점은) 부계의 유전인 것 같다"며 "내가 태어날 때 아버지가 폐결핵 3기였다"고 말한 적이 있다.

그런데 그는 폐암에 걸렸고 담배보다 향이 원인인 것 같다고 밝혔다. 부모 영정 앞에 매일 향을 피우고 아침과 저녁마다 그 앞에 장시간 앉아 있었다는 것이다. 폐암 판정을 받은 후 그는 부모 영정에 향을 피우지 않은 것으로 알려졌다. 물론 그의 폐암이 반드시 향 때문이라고 단정할 수는 없지만, 가능성은 얼마든지 있다.

향은 본래 종교적인 의미가 있는 전례나 의식에 사용해왔다. 그래서 중국에서는 폐암으로 사망하는 스님이 많다는 이야기도 있다. 한 교수는 "중국 스님의 사망 원인 1위는 폐암"이라고 주장하며 "시주를 많이 할수록 많은 초를 피워준다. 초에서 미세먼지가 많이 나오며 향초는 더 심하다. 젊은이들이 기념일 실내에 향초를 켜두는데 이는 미세먼지 파티를 하는 셈"이라고 말했다.

과거에는 향을 특정한 날에만 사용했으나 지금은 생활 속 곳곳에서 사용한다. 실내 공기의 냄새를 좋게 하려는 목적으로 인센스 스틱 등을 실내 여기저기에 비치한다. 또 탈취 목적으로 향초를 켜두는 가정도 많다.

예전에는 향나무 등으로 향을 만들었지만 요즘 나오는 방향제나 탈취제는 대부분 화학 성분이 들어간다. 꽃이나 풀 등 천연 소재에서 향을 추출하기도 하지만 일부 향료는 프탈레이트, 벤조페논, 디아세틸 등의 화학물질을 첨가제로 사용한다. 이런 합성 향료는 저렴하다는 이유로 더 많이 사용된다. 향료가 천연이든 합성이든 모두 법적으로는 '향료'라고 표기할 수 있다.

　방향제나 탈취제에 사용하는 향료에서 유해물질이 나온다는 점이 문제다. 향초를 2시간 사용할 때 휘발성 유기화합물이 권고기준의 최대 5.6배, 인센스 스틱을 15분 사용하면 벤젠이 권고기준의 최대 6.2배 검출된다는 실험 결과도 있다. 다중이용 시설의 휘발성 유기화합물 권고기준은 $500\mu g/m^3$이고 신축 공공주택의 벤젠 권고기준은 $30\mu g/m^3$다. 따라서 밀폐된 실내 공간에서는 향초나 인센스 스틱의 사용을 자제하는 것이 바람직하다.

　일부 향초는 파라핀이 아니라 식물성 기름을 사용해서 괜찮다고 홍보하지만, 이 또한 사실과 다르다. 식물성 기름을 고형화하는 과정에 첨가제를 넣는 화학적 처리가 필요하다. 이 처리가 반드시 유해하다고 할 수 없지만 '100% 천연'이라고 광고하는 제품이 사실은 그렇지 않다는 말이다. 천연 소재로 만들었든 아니든, 초를 태우는 행위는 불완전 연소의 과정이므로 일산화탄소와 함께 그을음이 발생한다. 좋은 향이 나고 탈취 효과는 있을지 몰라도 실내 공기의 질은 떨어진다. 특히 초를 태울 때 나오는 그을음은 WHO 산하 국제암연구소에서 1군 발암물질로 분류한 바 있다.

물론 방향제나 향초 등이 폐암의 원인이라고 단정할 수 없다. 그러나 무언가를 태우는 과정에서 발암물질이 생성되므로 장기간 지속해서 흡입하면 폐 건강을 해칠 가능성은 충분하다는 게 전문가의 말이다. 이덕환 서강대 화학과 명예교수는 다음과 같이 설명했다.

"냄새가 나는 거의 모든 물질에는 휘발성 유기화합물이 있다. 심지어 장미나 자장면에서도 휘발성 유기화합물이 나온다. 그러나 모든 휘발성 유기화합물이 유해한 것은 아니다. 휘발성 유기화합물 중에서도 벤젠을 비롯해 새집증후군의 원인물질인 폼알데하이드 같은 유해 성분이 1군 발암물질로 분류된다. 향을 태우면 완전 연소가 아니라 불완전 연소 하면서 연기가 난다. 여기에 에어로졸과 휘발성 유기화합물과 초미세먼지가 섞여 있다. 이런 성분 중에 유해물질을 장시간 주기적으로 흡입하면 폐 건강을 해칠 수 있다. 향초의 파라핀이 불완전 연소 하는 과정에서 발생하는 일산화탄소와 미세먼지의 양은 적지 않다. 건강을 위한다면 향기가 나는 물질을 사용하지 말고 실내를 자주 환기하는 게 바람직하다."

탈취가 필요하다면 방향제나 향초를 사용하기보다 환기를 자주 하는 편이 바람직하다. 어쩔 수 없이 방향제와 향초를 사용하더라도 사용 시간을 짧게 하고 사용 후에는 반드시 환기해서 실내 오염된 공기를 배출시킬 필요가 있다.

자녀를 둔 부모가 한 번쯤 하는 고민

향 이야기가 나왔으니 말인데 여름철에만 사용하는 모기향도 미세먼지를 만든다. 예전에는 여름철 실내 모기를 잡기 위해 코일형 모기향을 피웠다. 그 모기향에서 연기가 피어오르면 모기가 죽었다. 방에 모기향을 피우고 잠을 자는 가정이 대부분이었다. 그런데 그 연기는 사실 미세먼지여서 모기만이 아니라 사람에게도 좋지 않다.

요즘에는 코일형뿐만 아니라 전자형과 스프레이형 등 다양한 형태의 모기 퇴치제가 있다. 이런 제품은 기본적으로 퍼머트린과 같은 살충 성분으로 만든다. 계명찬 한양대 생명과학과 교수는 저서《화학물질의 습격》에서 일부 살충 성분은 발암 가능성이 있고 신경계에 영향을 미치는 내분비계 교란 물질이라고 밝혔다. 동물실험 결과 이런 물질은 성체보다 새끼에게 민감한 영향을 미치는 것으로 밝혀져 유럽에서는 2009년 사용이 금지됐지만, 국내에서는 아직도 이런 성분을 포함한 제품이 유통되고 있다는 문제를 제기했다. 계명찬 교수는 또한 모기향 한 개를 태우면 담배 20개비를 피울 때 나오는 분량에 해당하는 폼알데하이드와 미세먼지가 발생한다고 설명하며 미국은 코일형 모기향의 사용을 금지했다고 덧붙였다. 어쩔 수 없이 모기향을 사용할 때는 아이들의 손이 닿지 않도록 높은 곳에 설치하는 게 바람직하다는 설명도 곁들였다.

전자 모기향 역시 일부 성분에 퍼메트린, 사이퍼메트린 같은 유해 성분이 들어 있으므로 주의할 필요가 있다. 낮은 농도라도 장시간 노출되면 두통, 현기증이 생길 수 있으므로 주기적으로 환기해야 한다. 스프레이형 모기약을 뿌린 후에도 환기하고 바닥과 물건에 묻은 살충제 성분을 닦아야 한다.

공공장소의 미세먼지

실내 공기를 오염시키는 또 다른 원인은 흡연이다. 실내에서 담배를 피우는 모습은 예전보다 많이 사라졌지만, 지하 주차장 등 일부 실내 공간에서 흡연하는 사람이 여전히 있다.

연세대 환경공해연구소는 2014년 흡연으로 실내 미세먼지 농도가 얼마나 증가하는지를 알아보는 실험을 했다. 비흡연 실내의 PM10 농도는 $28\mu g/m^3$, PM2.5의 농도는 $11\mu g/m^3$였다. 담배 5개비를 피운 30분 후에 다시 측정했더니 PM10은 $1,531\mu g/m^3$, PM2.5는 $652\mu g/m^3$로 증가했다.

실내에서 담배 2개비를 피울 때 PM2.5 농도는 다중이용 시설의 권고기준인 $70\mu g/m^3$의 10~20배까지 치솟는다는 실험 결과도 있다. 냄새와 연기가 거의 발생하지 않는 전자담배는 미세먼지도 적을까? 환경부에 따르면 전자담배에서 연기와 냄새가 적게 발생한다고 오염물질이 배출되지 않는 것은 아니다. 전자담배도 나노물질을 일반 담배의 41%까지 배출한다. 나노입자는 10~1,000nm나노미터: 1,000nm=1μm의 물질을 말한다.

흡연할 때 발생하는 일산화탄소, 이산화탄소, 이산화질소, 분진 등은 실내 미세먼지 농도만 높이는 것이 아니라 호흡기에 악영향을 미친다. 그 외 유해물질은 발암, 독성, 인체 자극 등과 관련이 있다.

건물이 크면 미세먼지 농도가 낮을 것으로 생각하기 쉽다. 그러나 건물이 클수록 사람이 많이 모이기 때문에 미세먼지 발생 또한 그만큼 많다. 때에 따라서는 공원이나 운동장과 같은 야외보다 집이나 쇼핑몰 등 실내의 미세먼지 농도가 높다. 특히 외부의 미세먼지 농도가 높은 날에 실외보다 실내를 찾는 사람이 많다. 실내 환기를 잘 하지 않는다면 실내의 공기는 미세먼지로 쉽게 뒤덮인다.

교통수단의 실내에도 미세먼지가 많이 발생한다. 승객이 호흡할 때 이산화탄소가 나오고 대화하거나 재채기할 때 세균이 배출되며 움직일 때마다 미세먼지가 일어난다. 게다가 교통수단의 시트, 바닥재, 에어컨, 히터 등 내장재에서도 폼알데하이드, 휘발성 유기화합물, 곰팡이, 세균 등이 생긴다. 외부로부터 차량 실내로 질소산화물, 미세먼지, 중금속 등도 유입되기도 한다. 따라서 운송 수단은 주기적으로 창문을 열거나 강제 환기 시스템을 작용해 환기해야 한다.

실내 공기를 오염시키는 물질들

미세먼지와 초미세먼지 주방 시 조리, 흡연, 외부 공기 유입 등

폼알데하이드 접착제, 페인트, 단열재, 합판 등 건축자재와 가구류

휘발성 유기화합물 탄화수소류 접착제, 페인트, 합판, 벽지 등 건축자재. 실내 흡연, 개방형 난방기구, 살충제·방향제 등 생활 화학제품

일산화탄소 흡연, 취사·난방 등으로 인한 연소(가스레인지 등 탄화수소계 연료의 불완전 연소 시 발생)

이산화탄소 인간과 동물의 호흡

이산화질소 흡연, 취사·난방 등으로 인한 연소, 외부로부터의 유입

라돈 건물 지반이나 주변 토양, 광석, 지하수 및 건축자재

부유 세균 냉장고, 가습기, 반려동물, 음식물 쓰레기 등

곰팡이 인간 활동, 겨울철 결로, 외부로부터 유입 등

6

미세먼지의 30%는 중국,
나머지는?

미세먼지 농도를 높이는 3대 요인으로 국내 배출, 국외 영향, 기상 조건을 꼽을 수 있다. 이 세 가지 조건이 어떻게 작용하느냐에 따라 국내 미세먼지 농도는 최고치 또는 최저치를 기록한다.

이를 확인한 연구 결과가 있다. 한국, 중국, 일본이 2013~2017년 공동으로 미세먼지의 근원을 연구한 후 '동북아 장거리 이동 대기 오염물질 국제 공동연구'라는 보고서를 냈다. 이 보고서는 현재까지도 동북아 대기질 개선을 위한 국가 간 협의에 중요한 과학적 근거로 쓰인다.

환경부 소속 국립환경과학원이 2019년 11월 이 보고서의 요약본을 공개했다. 이들 3국은 대기질 모델 기법을 이용해 서울, 대전, 부산의 초미세먼지가 어디서 발생한 것인지를 살펴본 결과, 자체 기여율(국내 배출)과 국외 영향을 각각 51%와 49%로 파악했다. 국내에서 발생하는 미세먼지가 외국에서 유입된 것보다 약간 많다는 것이다. 국외 영향 가운데에서 중국발이 32%, 일본발은 2%로 분석됐고 나머지는 북한, 몽골, 동남아시아 등에서 유입된 것으로 나타났다. 중국이 중국발 요인을 30%대로 인정했다는 데 의의가 있다.

공동 연구진은 중국과 일본의 미세먼지도 살펴봤다. 중국 몇몇 도시(베이징, 톈진, 상하이, 칭다오, 선양, 다롄)의 초미세먼지 가운데 중국 자체에서 발생한 먼지는 91%였고 한국발은 2%, 일본발은 1%에 불과했다. 또 일본 주요 도시(도쿄, 오사카, 후쿠오카) PM2.5의 55%는 자국에서 발생했고 중국발은 25%, 한국발은 8%인 것으로 파악됐다.

다시 한반도 상황으로 돌아와서, 51%의 국내 배출과 49%의 국외 영향이라는 결과는 2016년 5~6월 시행한 연구에서도 이미 확인된 바 있다. 당시 국립환경과학원과 NASA는 서울의 미세먼지 농도에 대한 기여도를 분석한 후 국내 배출 52%, 국외 영향 48%라는 결과를 내놨다. 그 무렵 서울시의 자체 분석에서는 국내 발생 45%, 국외 영향 55%라는 결과가 나온 바 있다.

중국은 2013년부터 2018년까지 세 차례의 미세먼지 개선계획으로 PM2.5 연평균 농도가 감소하고 있다. 특히 베이징과 대기 오염 배출원의 집중도가 큰 3대 지역(징진지, 장강 삼각주, 주강 삼각주)을 2012년부터 중점 대기 오염 관리 지역으로 지정·관리해 농도가 감소 중이다. 그러나 중국 중부 내륙 지역과 서북부에 위치한 신장 웨이우얼 자치구는 2015년 이후 미세먼지가 증가하는 추세다.

중국의 미세먼지 농도가 큰 폭으로 개선되지 않는 배경에는 높은 석탄 의존도와 자동차 증가가 있다. 중국 정부의 발표에 따르면, 중국의 에너지 총사용량은 연간 약 45억 톤이다. GDPgross domestic product, 국내총생산 대비 에너지 소비는 전 세계 평균의 2.5배 수준이다. 2013년을 기점으로 석탄 소비량은 점차 감소 추세지만, 여전히 국제 평균 대비 높은 석탄 의존도를 보인다.

바람 불면 해외에서, 바람 없을 땐 국내에서

그렇다면 한반도 미세먼지의 절반을 차지하는 국내 발생원은 무엇일까? 환경부가 2016년 국내 미세먼지 배출원을 조사해보니 산업이 39%로 가장 큰 비율을 차지했다. 공장이나 산업단지 등에서 배출하는 먼지가 그만큼 많다는 이야기다. 그다음으로 수송이 29%, 생활이 17%로 집계됐다. 항공기, 선박, 기차, 자동차 등 화석연료를 사용하는 교통수단과 난방, 쓰레기 소각, 농지 정리 등 사람이 생활하는 과정에서도 미세먼지는 발생한다.

산업장에서는 주로 초미세먼지와 황산화물을 배출하고 수송 부문에서는 질소산화물을 배출한다. 2016년 대기정책지원시스템Clean Air Policy Support System, CAPSS을 분석한 결과, 초미세먼지와 황산화물은 산업 부문에서 각각 42.1%와 56.1% 배출된다. 질소산화물 배출의 61.1%는 수송 부문이 차지한다. 특히 자동차 이동량이 많은 수도권의 경우

질소산화물 중 수송 부문이 전체의 76%를 차지한다. 휘발성 유기화합물과 암모니아는 생활 부문(유기용제, 농업 등)에서 주로 배출한다.

범정부 차원의 미세먼지특별대책위원회가 2019년 11월 발간한 '미세먼지 관리 종합계획 2020~2024' 보고서에 따르면, 국내에서 연간 10만 톤의 초미세먼지가 발생한다. 또 질소산화물 125만 톤, 황산화물 36만 톤, 휘발성 유기화합물 102만 톤, 암모니아 30만 톤을 배출한다.

한반도의 미세먼지가 중국 등 외국의 영향을 받는 것은 틀림없는 사실이다. 그렇다고 외국의 영향은 1년 내내 이어지는 것은 아니다. 기상 조건에 따라 국외 영향을 조금 더 받기도 하고 덜 받기도 한다. 실제로 2018년 11월 외국의 영향이 28~34%로 분석된 것은 대기 정체가 뚜렷했다. 바람이 불지 않아 국내에서 배출하는 미세먼지의 영향을 더 받은 것이다.

바람이 불면 외국 영향을 더 받는다. 특히 늦가을인 11월부터 이듬해 3월까지 편서풍이 불 때는 한반도에 미세먼지가 최고조에 이르는데 외국 기여도가 70~80%까지 상승한다는 것이 국립환경과학원의 분석 결과다. 예를 들어보면 2019년 1월 한반도의 미세먼지 농도에 끼친 국외 영향은 69~82%까지 치솟았고, 3월 초까지 80%대를 유지했다. 이후 바람의 방향은 한반도에서 중국으로 바뀌면서 외국 영향은 점차 줄었다.

편서풍이 부는 시기에는 다른 나라보다 인접국인 중국의 영향이 클 수밖에 없다. 이는 중국과 공동 연구로도 확인했다. 2019년 3월 고농도 미세먼지 사례를 놓고 한국과학기술연구원Korea Institute of Science and Technology, KIST 환경복지연구센터와 중국과학원Chinese Academy of Sciences, CAS이 함께 연구했다. 약 1년간의 공동으로 측정하고 분석한 후, KIST는 2020년 11월 중국의 오염물질이 한반도로 유입됐다는 결과를 발표했다.

연구진은 고해상 실시간 질량분석기HR-ToF-AMS를 이용해 2개월에 걸쳐 3분 단위로 중국과 서울 시내의 대기 중 미세먼지의 화학적 구성성분을 측정했다. 이와 함께 약 이틀간의 시차를 두고 측정값을 비교해 어떤 오염원이 주로 미세먼지에 영향을 주는지를 분석했다. 해당 기간 유기 성분, 질산염, 황산염 등이 중국에서 이동해 오는 오염물질임을 명확히 밝혀냈다. 또 납 성분이 이동해 오는 것도 실시간 분석을 통해 알아냈다.

절대적이던 중국 영향 점차 줄어들어

국내 배출, 국외 영향, 기상 조건 가운데 국내 배출과 국외 영향은 인간이 노력하면 어느 정도 줄일 수 있다. 실제로 우리나라를 비롯해 중국과 일본이 미세먼지 저감 정책을 시행하면서 미세먼지 발생이 점차 줄고 있다. 2015년 대비 2020년 PM2.5 연평균 농도가 한국에서 12%, 중국에서는 22% 감소했다. 일본은 2015년 대비 2017년 PM2.5 농도가 12% 낮아졌다.

특히 중국의 개선 효과가 눈에 띈다. 중국의 미세먼지 농도가

1,000㎍/㎥이던 2013년 1월 이후 시진핑 주석이 집권하면서 대기 관리정책을 추진했다. 그러면서 중국의 연평균 PM2.5 농도는 2014년 64㎍/㎥에서 2017년 47㎍/㎥로 감소했다. 2017년 이산화황 배출량도 60% 가까이 감소했고 PM2.5의 연평균 농도가 50㎍/㎥ 이상인 지역이 예전보다 줄었다.

이런 배경으로 2020년 한반도의 PM2.5 농도는 역대 최저치를 기록했다. 2020년 전국 연평균 PM2.5 농도를 20㎍/㎥로 낮추겠다는 정부의 목표는 달성됐다. 국립환경과학원이 전국 472개 국가대기오염측정망의 관측값을 분석한 결과, 2020년 전국 PM2.5 연평균 농도는 19㎍/㎥로 나타났다. 이 수치는 PM2.5 관측을 시작한 2015년 이후 가장 낮은 수치다. 국내 연평균 PM2.5 농도는 26㎍/㎥(2015년) → 26㎍/㎥(2016년)→ 25㎍/㎥(2017년) → 23㎍/㎥(2018년) → 23㎍/㎥(2019년)→ 19㎍/㎥(2020년)로 꾸준히 떨어졌다.

2020년 국내 PM2.5 농도가 최저치를 보인 것은 국내 발생 억제 정책, 중국의 미세먼지 개선, 유리한 기상 조건이 맞물린 결과다. 기상 조건은 인간의 힘으로 바꿀 수 없다. 그러나 기상 조건을 예측한 후 특정 시기에 미세먼지 발생을 줄일 수는 있다.

대표적인 사례가 계절 관리제다. 정부는 2019년 12월부터 2020년 3월까지 첫 미세먼지 계절 관리제를 도입해 시행했고, 사업장 대기 오염물질 배출 허용기준을 강화하는 등 강력한 미세먼지 대책을 추진했다.

이 시기에 중국발 미세먼지는 줄었다. 중국은 미세먼지 대책을 추진해 중국 전역 337개 지역의 PM2.5 연평균 농도가 2014년 62μg/m³에서 2020년(1~11월) 31μg/m³로 6년 동안 약 50% 감소했다. 비가 많이 내리는 등 기상 요인도 미세먼지 농도를 낮추는 데 유리하게 작용했다. 2020년 국내 평균 강수량은 1,588.3mm로 2019년 1,184.7mm에 비해 34.1% 증가했다. 고농도 미세먼지에 직접적인 영향을 주는 대기 정체일수(평균 풍속이 2m/s 이하인 날)는 2020년 245일로 전년의 256일보다 4.3%가량 줄었다.

게다가 코로나19 팬데믹도 미세먼지 감소에 어느 정도 영향을 미친 것으로 추정된다. 코로나19 팬데믹이 미세먼지 감소에 얼마나 기여했는지를 정확하게 확인하기란 아직 시기상조다. 그러나 코로나19 유행으로 세계 각국의 에너지 소비, 선박과 항공기 운용 등의 감소가 미세먼지를 덜 발생시킨 것만은 분명해 보인다. 실제로 여러 자료를 살펴보니 2020년 1월부터 9월까지 국내 최종에너지 소비량은 전년 동기 대비 3.8% 감소했다. 같은 해 1월부터 10월까지 선박 입출항 수 역시 전년 같은 기간보다 7.6%가량 감소했으며, 항공기 운항편 수(1~11월)는 무려 43.7%나 줄었다.

탓하기보다 협조하는 것이 지름길

과거 우리는 한반도의 미세먼지가 대부분 중국 탓이라고 생각했다. 중국이 산업화 과정에서 배출한 오염물질이 중국과 몽골 등지의 사막에서 발생한 모래 먼지와 함께 바람을 타고 한반도로 넘어오는 것이라는 주장이다. 그러면서 국민은 중국에 아무 소리를 못 하는 정부를 비난했다. 법적 소송이라도 해야 하지 않느냐는 것이다.

그래서 우리 정부는 중국을 상대로 법적 소송을 고려한 적이 있다. 환경부는 한반도 미세먼지에 영향을 준 외국을 상대로 손해배상 소송이 가능한지에 대해 법 전문가들에게 자문했으나 그 결과는 부정적이었다. 이의 제기나 항의로서의 의미는 있겠지만 국제법상 승소는 어렵다는 판단이 나왔다. 이에 따라 우리 정부는 중국 등지에 미세먼지 관련 손해배상 소송을 진행하지 않았다.

사실 한반도의 미세먼지가 중국의 영향을 절대적으로 받는다면 중국과 거리가 가까운 서해안의 미세먼지 농도는 동해안 지역보다 높아야 한다. 그러나 실제로는 서울을 비롯한 대도시의 미세먼지 농도가 서해안보다 높은 경우도 많다.

엄융의 서울대 명예교수는 저서 《건강 공부》에서 "미세먼지가 모두 중국에서 온 것이라면 중국과 가까운 서해안이 수치가 가장 높고 반대로 동해안이 가장 낮아야 할 텐데, 실제로 그렇지 않고 대도시 주변의 농도가 높다"며 그만큼 대도시에서 자체적으로 생산되는 미세먼지가 많다는 뜻이라고 설명했다.

우리 정부가 외국과 미세먼지 저감에 대해 논의하려면 그 나라에서 배출하는 오염물질에 대한 정확한 데이터를 가지고 있어야 한다. 그리고 그 오염물질이 한반도로 온다는 것을 과학적으로 증명해야 한다. 과학적인 증거 없이 한반도의 미세먼지를 높이는 주요 원인이 그

나라의 탓이라고 하는 것은 일방적인 주장에 그치지 않는다. 그런 주장은 해당 국가는 물론 국제사회도 받아들이지 않는다. 결국 해당 국가의 협조를 끌어내서 공동으로 미세먼지 문제를 풀어가는 방법이 가장 합리적이라고 전문가들은 입을 모은다.

범부처 미세먼지특별대책위원회는 '미세먼지 관리 종합계획 2020~2024' 보고서에서 미세먼지 3대 요인을 다음과 같이 진단했다. 국내 배출은 늘어날 전망이다. 사업장 수, 자동차 수 및 디젤 차량 비중, 가정용 보일러 등 관리 대상이 증가하기 때문이다. 에너지 사용량과 자동차 운행 거리 등 산업과 수송 활동도 증가 추세다. 사업장 불법 배출과 불법 소각 등 불법 행위도 만연하다.

중국 등 외국의 미세먼지 연평균 농도는 감소 추세다. 하지만 중국의 미세먼지 발생량 자체가 우리보다 2배 이상이기 때문에 계절별 미세먼지 발생의 우려는 여전하다.

기상 상황은 대기 정체 증가로 고농도 발생에 유리한 여건이 심화하고 있다. 장기적인 기후 변화로 인해 동북아 지역 대기 정체 현상이 증가할 것으로 전망된다. 실제로 지난 10년간 연간 풍속 2m/s 미만인 대기 정체 일수가 전반적으로 증가하고 있다. 2009년 205일에서 2012년 200일로 다소 감소하는 듯하더니 2014년 220일 2016년 233일, 2018년 230일까지 증가했다. 고농도 미세먼지 발생에 유리한 기상 조건이 형성되는 것이다.

이 보고서는 기상 상황, 국내 정책 여건 등 미세먼지 발생 관련 부정적 요인이 커지는 가운데 더욱 적극적인 국내 감축 확대가 중요하다고 결론을 내린다. 아울러 지속적인 국외 유입을 줄이기 위해 한·중 기후 변화 대응 협력의 국제적인 노력에도 적극적으로 동참할 필요가 있다고 덧붙였다.

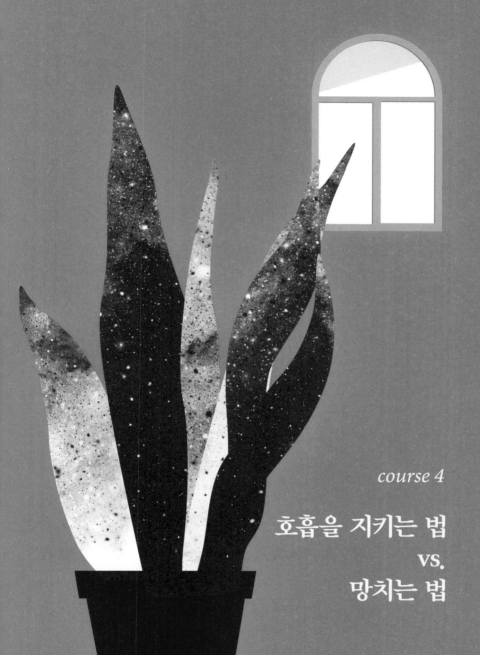

course 4

호흡을 지키는 법
vs.
망치는 법

1

참 불친절한
미세먼지 행동요령

몇 년 사이에 '먼지'는 환경을 지저분하게 하는 이물질에서 '은밀한 살인자' 또는 '침묵의 살인자'라는 새로운 호칭을 부여받으며 두려움의 대상이 됐다. 눈에 보이지 않으니 사람들은 먼지를 더 무서워하게 됐고 어떻게 대처해야 미세먼지로부터 자신과 가족을 지킬 수 있을지 고민도 늘었다. 앞서 살펴보았던 것처럼, 전 세계의 연구기관에서 미세먼지의 실체와 그 위험성을 밝힌 만큼 전 세계적인 대응책도 발 빠르게 진행되고 있다.

특히 전 세계의 기후 변화에 대한 대응책으로 마련된 1997년의 교토의정서와 2015년의 파리기후협약은 온실가스를 줄인다는 목표를 통해 화석연료의 사용을 줄임으로써 미세먼지를 줄이는 효과도 함께 가져올 것으로 기대된다. 최근에는 기후 변화와 미세먼지를 한데 묶어서 대책을 협의하는 경우도 전 세계적으로 늘고 있다. 우리나라도 이런 협약에 적극 참여하고 있기는 하지만, 국내의 대응에는 여러 가지로 아쉬운 점이 있다.

정부는 미세먼지에 대비하는 방법을 국민에게 제시했지만, 국민이 한눈에 보고 인지할 만한 자료를 찾기가 쉽지 않다. 자료가 상당히 세분돼 있고 책자로 묶을 정도로 방대하다는 이유도 있다.

미세먼지 대응의 주무 부처인 환경부는 홈페이지에 국민의 대응 방법을 제안한 '미세먼지 행동요령'을 게재했다. 그런데 매번 홈페이지를 수정하거나 개편할 때마다 이 메뉴도 이리저리 떠돈다. 또 '미세먼지 행동요령'은 '일곱 가지 대응 요령' '단계별 대응 요령' '계층별 대응 요령'으로 나뉘는데, 이 중에 어떤 것을 봐야 하는지부터 고민이다.

'일곱 가지 대응 요령'을 클릭하면 한 그림과 함께 일곱 가지 대응법이 나타난다. 그런데 '일곱 가지 대응 요령'에 굳이 '고농도'라는 말이 앞에 붙어 있다. '고농도 미세먼지 일곱 가지 대응 요령'이다. 그러면 고농도가 아닐 때는 이 방법을 따르지 않아도 된다는 의미인지 고개를 갸우뚱하게 된다.

그리고 정부가 추가로 마련한 '단계별 대응 요령'도 있다. 일반인이 대응 요령 일곱 가지를 숙지하기도 벅찬데 6단계별 대응 요령까지 숙지할 수 있을지 의문이다. 또 '계층별 대응 요령'까지 만들어 더 헷갈린다. 아마도 대상과 상황에 따라 대응 요령을 세분화한 것 같은데 사실 각각의 대응 요령에 큰 차이도 없다.

그리고 내용을 꼼꼼히 읽다 보면 국민을 위한 것인지 고개를 갸웃

환경부 제안 미세먼지 행동요령

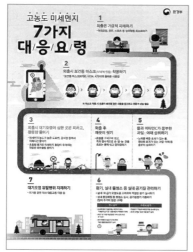 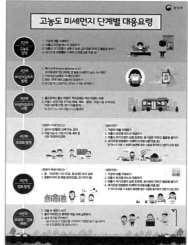

거리게 된다. 국민이 숙지하고 실천해야 할 대응 요령처럼 보이면서도 공무원을 위한 매뉴얼처럼 보이기도 한다. 또 보기에 따라서는 유치원, 어린이집, 초·중·고등학교, 노인요양 시설 관계자를 위한 매뉴얼로도 보인다.

　정부의 대응책이 이렇다 보니 국민은 각자 알아서 행동할 수밖에 없다. 제대로 된 관리 방법을 알지 못하니 미세먼지가 심한 날에는 창문을 걸어 잠그고 비싼 공기청정기를 들여놓는다. 걷기나 달리기 등 외부에서 하는 운동을 딱 끊고 밖에 나갈 때는 숨쉬기가 불편한데도 마스크를 쓴다. 이런 행동은 때에 따라 건강을 더 나쁘게 만들기도 한다.

일반인과 민감군을 구분한
미국의 미세먼지 행동요령

로스앤젤레스의 비극을 일찍 겪은 미국은 미세먼지에 대한 요령도 일찌감치 마련했다.

미국은 국민에게 공기 질과 그에 따른 행동요령을 간략하게 설명하기 위해 '대기질 지표 Air Quality Index, AQI를 개발해 사용한다. 이 지표에는 미세먼지뿐만 아니라 오존, 일산화탄소, 이산화질소, 이산화황 등의 농도를 포함한 포괄적인 값을 나타낸다. 즉 0부터 500까지의 값으로 표시하는데 이 값이 클수록 공기 오염이 심하다는 의미다. 하지만 숫자로는 감이 오지 않는 사람들을 위해 색상으로도 표기하고 있기 때문에 직관력을 갖는다.

AQI 행동요령의 특징은 일반인의 행동요령이 '나쁨' 이후부터 있다는 점이다. '나쁨'에서 장시간 활동이나 격렬한 활동을 줄이고 야외 활동 시 휴식을 자주 취하라는 정도다. '매우 나쁨'에서 장시간 활동이나 격렬한 활동을 피하라고 권고한다. '위험'에서는 외부에서 모든 신체적 활동을 피하라고 한다. 일반인은 이 정도만 기억하고 실천하면 된다.

AQI를 신경 써서 봐야 하는 사람은 민감군이다. 심장질환자, 폐질환자, 노인, 어린이, 청소년이 민감군에 해당한다. 그리고 어디에도 마스크를 착용하라거나 창문을 닫으라거나 공기청정기를 사용하라는 권고는 없다.

AQI 지수에 따른 미국의 미세먼지 행동요령

구분	AQI	PM2.5 24시간 평균농도 (μg/m³)	PM10 24시간 평균농도 (μg/m³)	행동요령
좋음 (녹색)	0~50	0~12	0~54	외부에서 활동하기 좋음.
보통 (노랑)	51~ 100	12.1~ 35.4	55~ 154	미세먼지에 비정상적으로 민감한 사람은 장시간 활동이나 격렬한 활동을 줄일 것. 기침이나 숨 가쁨 증상을 관찰할 것. 나머지 사람은 외부에서 활동하기 좋음.
민감군에 나쁨 (주황)	101~ 150	35.5~ 55.4	155~ 254	심장질환자, 폐질환자, 노인, 어린이, 청소년 등 민감군은 장시간 활동이나 격렬한 활동을 줄일 것. 외부에서 활동하는 것은 좋으나 휴식을 자주 취하고 격렬한 활동을 줄일 것. 기침이나 숨 가쁨 증상을 관찰할 것. 천식 환자는 천식 행동 요령과 휴대용 천식약을 휴대할 것. 심장병이 있는 사람은 숨 가쁨, 비정상적 피곤 등은 심각한 신호일 수 있으므로 의료진에게 연락할 것.
나쁨 (빨강)	151~ 200	55.5~ 150.4	255~ 354	민감군은 장시간 활동이나 격렬한 행동을 피할 것. 일반인은 장시간 활동이나 격렬한 활동을 줄일 것. 야외 활동 중 휴식을 자주 취할 것.
매우 나쁨 (보라)	201~ 300	150.5~ 250.4	355~ 424	민감군은 외부의 모든 신체활동을 피할 것. 일반인은 장시간 활동이나 격렬한 활동을 피할 것.
위험 (밤색)	301 이상	250.5~ 350.4	425~ 504	민감군은 실내에 머물고 활동 수준을 낮게 유지할 것. 일반인은 외부의 모든 신체적 활동을 피할 것.

한편 우리나라도 2019년 4월 대통령 직속 기관으로 설립된 국가기후환경회의가 질병관리본부와 대한의학회와 공동으로 국민행동요령을 마련해 그해 9월 발표했다. 예전보다 과학적이고 의학적인 분석을 기반으로 국민에게 구체적인 행동 지침을 내놓은 것이다.

국가기후환경회의가 제시한 미세먼지 대응 국민행동요령의 핵심은 '건강한 성인과 어린이는 미세먼지 농도가 $51\mu g/m^3$ 이상부터 마스크를 써라'다. 그런데 PM10 농도 $51\mu g/m^3$는 '보통' 범위($31{\sim}80\mu g/m^3$)에 속한다. '$31\mu g/m^3$ 이상부터'가 아니라 애매한 '$51\mu g/m^3$ 이상부터'라는 기준의 근거는 무엇일까?

마스크 착용은 장점만 있는 것이 아니라 단점도 있다. 마스크를 쓰면 미세먼지를 조금 덜 흡입하는 장점이 있지만 사람에 따라서는 호흡 곤란 등 부작용이 생긴다. 이와 같은 마스크 착용의 득과 실을 의학적으로 고려한 기준이 $51\mu g/m^3$다.

또 PM2.5의 농도가 $51{\sim}75\mu g/m^3$일 때는 마스크를 쓰고 일상생활은 물론 가벼운 운동을 해도 괜찮다는 지침도 발표했다. 이는 나쁨 기준($36{\sim}75\mu g/m^3$)에 포함된다. 미세먼지가 나쁘다는 이유로 외부활동을 포기할 때 얻는 건강상의 득실과 미세먼지를 일부 흡입하더라도 외부활동(신체활동)을 했을 때 얻을 수 있는 건강상의 득실 비교한 결과 내놓은 결론이다.

다만 PM2.5의 농도가 '매우 나쁨($76\mu g/m^3$ 이상)'일 때는 외부에서 과도한 운동이나 신체활동을 하지 않는 게 좋다고 권고했다. 미세먼지가 매우 심한 날엔 꼭 필요하지 않으면 외출하지 않는 것은 상식이

기도 하다.

건강한 사람은 그렇다 치고 노인, 임산부, 만성질환자와 같이 미세먼지 취약계층은 어떻게 해야 할까? 국가기후환경회의는 미세먼지 취약계층을 위한 행동요령을 '미세먼지 취약계층은 나쁨(36~75μg/m³) 단계부터 마스크를 착용하고, 일상적인 활동은 해도 되지만 과도한 신체활동은 자제하라'고 제안하고 있다.

국가기후환경회의와 의학계가 마련한 국민행동요령은 환경부의 대응요령보다 현실적이다. 국민이 구체적인 수치를 외우지 않더라도 실천하기가 수월하다. 즉 미세먼지 농도가 좀 나쁘더라도 마스크를 쓰고 일상 활동이나 운동을 하면 되고, 농도가 매우 나쁠 때만 외부에서 과도한 신체활동을 피하면 된다.

또 국가기후환경회의는 국민이 미세먼지를 줄이는 데 참여하고 자신의 건강을 지키는 방법도 제시했다. 이른바 '미세먼지를 줄이는 다섯 가지 실천'과 '나와 가족의 건강을 지키는 다섯 가지 실천'이다. 이 열 가지 국민행동 실천 권고사항대로 행동하면 미세먼지 고농도 기간에 미세먼지 배출량을 약 2,080톤 감축할 수 있다고 국가기후환경회의는 설명했다.

'미세먼지를 줄이는 다섯 가지 실천' 내용은 다음과 같다.

1. 대중교통 등을 이용하는 것

국민정책제안에 고농도 계절 배기가스 5등급 차량의 운행 제한과 고농도 미세먼지 발생 주간에 차량 2부제의 전면 시행 내용이 포함되어 있는데, 이와 관련한 실천사항으로 평상시 가까운 거리는 걷거나 자전거를 이용하고 먼 거리를 이동할 경우 대중교통을 이용하는 실천이 필요하다.

2. 불가피하게 자가용을 이용할 경우 친환경 운전 습관을 준수하는 것

평소 자동차에 보관된 불필요한 짐을 제거해 무게를 줄이고, 엔진 예열을 위한 공회전과 과속을 피함으로써 대기 오염물질 배출을 최소화할 수 있도록 권고한다.

3. 폐기물 발생을 억제하는 것

가정에서 배출되는 생활폐기물 등은 소각을 거쳐 매립된다. 공공소각 시설의 가동률 저감으로 직접 배출되는 미세먼지의 양을 줄일 수 있으며, 에코백이나 텀블러 사용 등 친환경 생활습관의 확산을 통해 간접적으로 미세먼지 배출량을 줄일 수 있다.

4. 겨울철 적정 실내 온도를 유지하고 낭비되는 대기전력을 줄이는 것

생활 부문 미세먼지 배출량 중 난방 등으로 인한 비산업 연소 비율이 26%를 차지한다. 단열 용품을 활용해서 집 안의 열 손실을 줄이고, 옷을 한 겹 더 입거나 카펫 등을 활용해서 적정 온도를 20도로 유지한다면 화석연료의 사용을 줄일 수 있다. 또한 낭비되는 대기 전력이 석탄 발전소 2기 발전량과 비슷한 점을 고려한다면 플러그 뽑기 등 생활 속에서 대기전력 줄이기 참여 효과가 크다고 볼 수 있다.

5. 불법 소각과 불법 배출 신고하기

우리 생활 속에서는 관행이라는 명목으로 발생하는 여러 가지 불법 행위들이 있다. 노천에서의 농업 잔재물이나 농촌 폐기물 소각하고 생활쓰레기를 불법 소각하며, 공사장 등에서 폐목재를 소각하고 사업장의 불법 배출 등이 여기에 해당한다. 이러한 불법 행위들을 억제함으로써 생활 주변에서 발생하는 미세먼지 양을 크게 줄일 수 있을 것이다.

다음은 '나와 가족의 건강을 지키는 다섯 가지 실천' 내용이다.

1. 실내 공기 질 관리를 위한 환기

미세먼지 고농도 시기는 실내 생활이 증가하므로 환기가 매우 중요한 때이기도 하다. 미세먼지가 좋거나 보통인 날에는 하루 세 번, 한 번에 30분 이상 환기를 하고 미세먼지가 나쁜 날에도 하루 세 번, 한 번에 10분씩 짧은 환기를 시행하는 것이 필요하다. 특히 음식물 조리 후에는 30분 이상 환기하는 것이 필수다. 미세먼지가 나쁜 날에도 10분 정도의 환기가 필요한 이유는 여러 연구 결과를 통해 밝혀진 바 있다.

2. 공기청정기나 환기시스템의 필터 미리 점검

공기청정기를 사용하는 가정에서는, 고농도 시기가 시작되기 전에 공기청정기나 환기시스템의 필터를 미리 점검하는 것이 중요하다. 공기청정기나 공동주택의 환기 시스템에 장착된 미세먼지 제거 필터를 적정하게 관리하지 않을 경우, 미세먼지 제거 기능이 떨어져 실내 공기 질을 적정 수준으로 유지할 수 없거나 오히려 세균 오염으로 실내 공기 질을 악화시킬 수 있다. 따라서 사전 점검 결과에 따라 필터 종류별로 6개월~1년 주기로 교체해야 한다.

3. 외출 후 손 씻기, 세수하기, 양치질하기

외출 후에는 세면과 양치질로 몸에 묻은 미세먼지를 제거해야 한다. 이는 개인위생 수칙 준수라는 건강 보호의 기본을 따르는 것으로 특히 호흡기 보호 측면에서 중요하다.

4. 미세먼지가 나쁜 날에는 건강 상태에 따라 보건용 마스크 올바로 착용하기

기존의 일률적인 권고 착용 대신 연령과 건강 상태를 고려해 자율적으로 착용할 것을 권고한다. 노인, 임산부, 기저질환자 등의 취약계층은 PM2.5 농도가 $36\mu g/m^3$ 이상일 경우 실외 활동을 할 때 보건용 마스크의 착용을 권고하지만, 일반인과 어린이는 PM2.5 농도 $50\mu g/m^3$까지는 마스크 없이 일상생활을 해도 무방하다.

5. 미세먼지 매우 나쁜 날에는 격렬한 운동 피하기

미세먼지가 매우 나쁜 날에는 호흡이 가빠지는 격렬한 운동은 피하는 것이 좋다. 격렬한 신체활동을 할 경우, 미세먼지를 과도하게 흡입할 우려가 있기 때문이다. 다만 '매우 나쁜 날'이라는 기준에서 알수 있듯이, 일반인은 PM2.5 농도 75μg/m³까지는 가벼운 운동을 하는 것이 건강에 이득이 되는 만큼 미세먼지 때문에 지나치게 신체활동을 줄일 필요는 없다. 그리고 운동할 때 도로변은 피하고 공원 등을 이용하는 것이 바람직하다.

의사들이 마련한 미세먼지 건강수칙

대한의학회는 2020년 2월 '근거 중심의 미세먼지 건강수칙'을 발표했다. 미세먼지의 영향에 대한 신뢰할 수 있는 자료를 만들기 위해최근 10년간 국내외에서 발표된 약 1,300건의 문헌을 포괄적으로검토하고 국내 실정을 고려한 건강수칙이다. 이 건강수칙은 민감군별로 구분한 점이 특징이다. 대한의학회가 제시한 건강수칙은 한가지 기본 공통사항과 다섯 가지 민감군별 행동 요령으로 구성되어 있다.

1. 기본 공통사항
• 외출 전 미세먼지 예보를 확인해 활동 계획을 세우자.
• 미세먼지가 나쁠 때는 외출 시 보건용 마스크를 쓰자. 단 숨이
  차거나 머리가 아프면 바로 벗어야 한다.
• 미세먼지가 나쁠 때는 실외 활동량을 줄이자.

- 외출 시 대로변, 공사장 주변 등 대기 오염이 심한 곳은 피하자.

2. 임산부·영유아

- 임신성 고혈압, 임신중독증 등이 있는 미세먼지 고위험군인지 확인하자.
- 미세먼지가 나쁠 때는 실외 운동을 자제하고 실내에서 강도를 낮추어 운동하자.
- 미세먼지가 나쁠 때는 아이와 외출을 줄이자.

3. 어린이

- 미세먼지 예보 관련 가정통신문을 확인하자.
- 미세먼지 노출 후 호흡 곤란, 가슴 답답함, 눈이나 피부 가려움 증 등의 증상이 나타나면 학교 보건실로 바로 가자.
- 미세먼지가 나쁠 때는 격렬한 운동을 피하자.

4. 노인

- 평소 혈압과 혈당 관리를 철저히 하자.
- 심뇌혈관질환이 있는 사람은 특히 평소 위험요인(당뇨, 고혈압, 이상지질혈증, 비만, 인플루엔자 등)을 관리하자.
- 만성질환이 있는 사람은 잊지 말고 약을 먹고, 병·의원 진료 일정을 지키자.

5. 심뇌혈관질환자

- 평소 혈압, 당뇨, 비만을 관리하자.
- 증상 악화 시 바로 진료를 받자.
- 금연하고 간접흡연을 피하자.

6. 호흡기·알레르기 질환자

- 천식, 만성 폐쇄성 폐질환이 있는 사람은 외출 시 증상 완화제를 휴대하자.
- 아토피 피부염이 있는 사람은 외출 시 보습제를 휴대하자.
- 인플루엔자(독감) 예방접종을 받자.

2

미세먼지 심한 날
운동할까, 말까?

미세먼지가 심한 날에 실외에서 운동해도 될까? 앞서 이 부분을 잠깐 이야기했는데, 운동으로 얻을 수 있는 이익과 손해를 좀 더 구체적으로 살펴보자.

미세먼지와 운동에 관한 연구를 진행한 질병관리청과 국립보건연구원은 2020년 9월 그 결과를 〈순환〉을 통해 발표했다. 연구진은 건강보험공단 자료에서 2009~2010년 건강검진을 받은 40세 이상 25만 6,432명 중 건강한 사람 18만 9,771명을 대상으로 연구를 진행했다. 심혈관질환 진단 이력이 있는 환자나 사망자 등은 제외했다.

또 에어코리아의 미세먼지 자료(2009~2010년)와 연계해 미세먼지 장·단기 노출에 따른 심혈관질환 발생을 2011년부터 2013년까지 추적했다. 장기간 18만 명 이상의 피험자를 대상으로 한 대규모 연구다.

PM10 농도는 55.13μg/m³를 기준으로 그 이상이면 고농도, 그 이하일 때를 저농도로 구분했다. PM2.5 농도는 27.86μg/m³를 기준으로 고농도와 저농도로 정했다.

연구진은 PM10 저농도 노출 그룹과 고농도 노출 그룹이 '중등도' 이상 운동을 주 5회 이상 시행한 경우를 살펴봤다. 저농도 노출 그룹과 고농도 노출 그룹 모두에서 심혈관질환(각 17%와 18%)과 뇌졸중(각 15%와 24%) 위험이 감소했다. PM2.5 저농도 노출 그룹과 고농도 노출 그룹이 '중등도' 이상 운동을 주 5회 이상 시행한 경우도 심혈관질환(각 26%와 38%)과 뇌졸중(각 32%와 47%) 위험이 줄었다. 미세먼지 농도와 상관없이 평소에 운동을 꾸준히 하면 미세먼지로 인한 심뇌혈관질환 발생 위험이 감소한다는 것을 알 수 있다.

'중증도' 운동이란 하루 30분 이상 중간 강도의 운동(빠르게 걷기, 테니스, 자전거 타기 등) 또는 하루 20분 이상의 센 강도의 운동(달리기, 빠른 속도의 자전거 타기, 등산 등)을 말한다.

다른 실험으로 미세먼지 농도를 고정해둔 채 운동 횟수를 달리해보았다. PM10 농도가 저농도일 때 중증도 이상 운동을 주 1~2회 또는 3~4회 시행할 때 뇌졸중 위험은 각각 21%와 25% 감소했다. 운동 횟수가 늘수록 뇌졸중 위험이 더 낮아진다는 결과다.

이 연구의 결론은 미세먼지 농도와 상관없이 운동하면 심·뇌혈관질환 위험을 줄일 수 있다는 것이다. 권준욱 국립보건연구원장은 "미국 보건성에서 제시하는 신체활동 권고지침과 동일한 중강도 이상 신체활동을 주 5회 이상 실시한 결과, 미세먼지 노출 농도에 상관없이 심혈관질환 발생 위험률이 매우 감소함을 보여줬고, 심지어 연평균 미세먼지가 높은 지역에 사는 사람들에게 신체활동 실천을 권고할 수 있는 직접적인 근거를 제시했다"고 평가했다.

홍윤철 서울대 의대 예방의학교실 교수는 미세먼지 농도가 75μg/m³까지 인체에 해롭지 않다는 것은 아니라고 전제하며 "미세먼지의 양은 조금이라도 우리 건강에 나쁘며, 다만 신체활동과 미세먼지를 따져서 신체활동 이득이라는 것"이라고 설명했다.

미국과 유럽에서도 미세먼지 농도와 무관하게 운동이 건강 유지에 이롭다는 연구 결과가 이어지고 있다.

어린이도 미세먼지 속에서 운동해야 하나

그렇다면 미세먼지에 더 취약한 어린이도 외부에서 운동하는 편이 신체 발육이나 건강 유지에 도움이 될까?

미세먼지 농도와 어린이 신체 발육에 대한 연구 결과는 드물다. 다만 WHO가 각국 어린이와 청소년의 신체활동량을 조사했더니 한국 어린이의 94%는 적정 신체활동을 못 하는 것으로 나타났다. 세계 180여 개 국가 중 신체활동을 하지 않아 어린이 건강 문제가 심각한 국가 1위로 우리나라가 꼽혔다.

신체활동량이 많을수록 건강 유지에 도움이 된다는 것은 상식이다. 따라서 성인뿐만 아니라 어린이도 건강을 유지하기 위해 외부에

서 운동하는 기회를 늘려야 한다. 그런데 미세먼지 농도가 짙은 날에
도 어린이가 외부에서 운동하는 것이 이로울까? 이에 대해서는 갑론
을박이 있다.

다만 어린이의 건강 상태가 실외 운동 여부를 결정하는 요인이라
는 것이 현재까지의 결론이다. 국내외 연구 결과를 훑어보면 어린이
가 건강한 상태라면 미세먼지가 발생하더라도 외부에서 운동하는 편
이 이롭다는 내용이 우세하다. 어린이가 건강하지 않거나 미세먼지가
너무 심하거나 외부로 나갈 형편이 되지 않는다면 실내에 머무르는
편이 이롭다. 그러나 실내에서도 신체활동을 해야 한다.

어린이나 성인을 위한 실내 운동법이 있는데 훌라후프 돌리기도
그 한 가지다. 훌라후프 돌리기는 주로 허리를 사용하므로 유연성과
근력 강화에 좋다. 실내 자전거 타기는 요추를 지지하는 주변 근육을
발달시키는 운동이다. 척추관협착증 환자라면 허리를 굽히는 자세가
더 편하므로 허리를 약간 숙이고 자전거를 타면 된다. 그러나 무리한
운동은 금물이다. 만약 운동 후에 허리나 무릎이 아프다면 회복될 때
까지 운동을 중단해야 한다.

그리고 실내에서 바른 자세를 유지하는 습관을 붙일 필요가 있다.
집에서 컴퓨터나 스마트폰을 사용할 때 구부정한 자세를 취하기 쉽
다. 이는 목과 허리에 무게가 실려 부담이 된다. 소파나 침대에 누워
TV를 보거나 음악을 듣는 사람이 많은데 소파 팔걸이나 쿠션을 베고
누울 때 목과 어깨 근육은 긴장한다. 이런 자세를 오래 유지하면 목
뼈가 변형되거나 통증이 발생한다. 또 의자에 앉더라도 잘못된 자세

로 허리나 골반이 틀어질 수 있으므로 허리를 펴고 바르게 앉는 자세가 중요하다. 무엇보다 많이 앉아 있는 시간을 줄이고 이따금 의자에서 일어나 스트레칭을 하는 습관을 길러야 한다.

3

마스크 쓰면
얼마나 막을 수 있나?

WHO는 2018년 10월 28일 세계 어린이 중 93%(약 18억 명)가 오염된 공기로 숨 쉬고 있다고 공개했다. 이중 약 60만 명은 오염된 공기로 인한 호흡기 감염으로 사망한다. 이런 현상이 가장 심각한 곳은 아프리카 국가, 인도, 중국 등이다. 한국은 미국, 일본 등과 함께 양호한 국가에 속한다. WHO는 미세먼지로부터 어린이의 건강을 보호하기 위해 국가가 반드시 해야 할 행동을 제시했다.

- 과도한 화석연료 의존도를 낮춘다.
- 에너지 효율 개선에 투자한다.
- 재생 에너지원의 사용을 촉진한다.
- 쓰레기 처리 시스템을 향상해 지역사회에서 소각하는 쓰레기의

양을 줄인다.
- 가정 내 취사, 난방, 조명에 청정 기술과 연료를 사용해 가정과 주변의 공기 질을 개선한다.
- 어린이가 오염된 공기에 노출되지 않도록 학교와 놀이터는 번잡한 도로, 공장, 발전소와 같은 공기 오염원에서 멀리 떨어뜨린다.

눈에 띄는 것은 마스크 착용에 관한 언급이 없다는 점이다. 마스크 착용과 미세먼지 차단 효과에 대한 임상 연구 자료가 부족하기에 WHO는 여기에 어떤 결론도 내리지 못했다.

WHO는 2013년 미세먼지를 1군 발암물질, 그러니까 암을 유발하는 물질로 확인된 그룹에 포함했을 때도 마스크 착용을 권고하지 않았다. 미국심장학회와 유럽심장학회도 마찬가지다. 미세먼지의 유해성은 인정하면서도 개인행동 지침은 명확하게 정하지 않았다. 마스크 착용이 미세먼지 차단에 효과적이라는 연구 결과가 나올 때까지 마스크 착용을 권고할 수 없는 것이다.

미세먼지에 대한 마스크 착용 효과를 검증하는 연구가 없었던 건 아니지만 대부분 심혈관질환 등 특정 상황에 제한된 연구였다. 실생활에서 마스크 착용이 미세먼지 차단에 효과가 있는지에 대한 연구는 생각보다 많지 않다.

그 가운데 스코틀랜드 직업의학연구소가 2018년 5월 국제학술지 〈직업·환경〉에 발표한 연구 결과가 눈에 띈다. 마스크가 미세먼지 등 대기 오염을 막는 데 효과가 있지만, 사람의 움직임에 따라서는 먼지가 약 68%까지 새어 들어올 수 있다는 결과다.

연구진은 미세먼지가 심한 중국 베이징에서 시중에 판매하는 마스크 아홉 종을 구입해 실험을 진행했다. 먼저 마스크의 여과 효율성을 알아보기 위해 연구진은 디젤 배기가스를 모아 마스크에 30분간 노출한 다음 미세먼지와 블랙 카본의 양을 측정했다. 미세먼지와 블랙 카본의 관통률은 마스크 재질에 따라 0.26%에서 29%까지 다양하게 측정됐다.

또 열 명의 참가자에게 마스크를 착용하도록 한 뒤 말하기, 걷기, 앉았다 일어나기, 몸 구부리기 등의 동작을 시켰다. 그 결과 마스크와 얼굴 사이의 틈으로 평균 3%에서 68%까지 미세먼지가 새어 들어오는 것으로 나타났다.

마스크가 대기 오염물질 차단에 효과적인지를 살펴본 또 다른 연구 결과를 보자. 프랑스 식품환경위생노동청 전문가위원회는 2019년 1월 '대기 환경과 관련된 위험성 평가' 연구 결과를 발표했다.

위원회는 2016년부터 2년간 프랑스 현지에서 구입할 수 있는 마스크 215종을 대상으로 미세먼지 차단율과 마스크 효과 관련성을 비교 분석했다. 미세먼지 차단에 효과적이라고 알려진 KF94 등급에 해당하는 N95 마스크도 실험 대상에 포함됐다.

그 결과 차단율이 매우 높은 것으로 알려진 마스크라도 효과가 높지 않은 것으로 나타났다. 미세먼지를 95% 차단한다는 마스크도 실제 생활에서는 그 효과가 약 60%대로 감소하거나 심지어 0%로 나타나기도 했다. 이에 따라 연구팀은 일상생활에서의 미세먼지 차단 마스크 효과에 대해 "과학적 결론을 내릴 수 없다"고 밝혔다.

대부분의 마스크가 사람의 안면 윤곽과 100% 일치하지 않는 게 가장 큰 원인으로 꼽혔다. 마스크와 콧등 사이 벌어진 틈으로 미세먼지가 유입되는 것이다. 이 결과에 따라 미국, 프랑스, 캐나다, 영국, 중국 등은 미세먼지 차단을 위한 마스크 착용을 권고하지 않는다.

이런 점들을 종합할 때 마스크를 완벽하게 잘 착용하지 않는 한 마스크로 미세먼지를 효과적으로 막을 수 없다고 볼 수 있다.

마스크로 얻는 것과 잃는 것

그런데 마스크가 단순히 미세먼지를 적게 흡입하는 수단일 뿐만 아니라 혈압을 낮추는 효과도 있다는 연구 결과가 있다. 서울대 의대 예방의학과 연구팀은 2020년 1월 65세 이상 350명을 대상으로 3주 동안 마스크를 착용할 때와 착용하지 않을 때의 혈압을 비교한 연구 결과를 내놨다.

마스크를 착용할 때 초미세먼지를 평균 30% 차단했다. 마스크가 안면과 완전히 밀착하지 않아도 미세먼지를 덜 마실 수 있다는 이야기다. 미세먼지는 혈관 내벽에 염증 반응을 일으키고 혈관을 수축시켜 혈압을 높인다. 그런데 마스크를 착용하면 마스크를 쓰지 않았을 때보다 혈압이 평균 5mmHg 떨어지는 결과도 확인했다.

미세먼지를 막으려면 일반 마스크가 아니라 차단율이 높은 마스크라야 한다. 그런 마스크는 주로 유해물질이 많은 사업장에서 사용하는 것으로 일반 마스크face mask와 달리 레스퍼레이터respirator라고 한다. 서양에서는 사업장에서나 사용하는 이런 마스크를 우리는 일반인이 일상생활에서 착용한다. 건강한 사람은 이런 마스크를 단기적으로 사용해도 큰 문제가 없다. 그러나 노인, 어린이, 임신부에게는 호흡에 영향을 줄 수 있다. 그래서 국제적으로 미세먼지 차단을 위해 마스크 착용을 권고하지 않는 것이다.

미국흉부학회American Thoracic Society, ATS는 가이드라인에서 마스크 착용은 숨쉬기를 힘들게 해서 육체적 부담을 주며, 1회 호흡량을 감소시켜 호흡 빈도를 증가시키고, 폐포와 폐에서의 환기를 감소시키며, 심박출량 감소와 같은 악영향을 줄 가능성이 있다고 밝혔다. 이에 따라 미국 식품의약국Food and Drug Administration, FDA 역시 만성 호흡기질환, 심장질환, 기타 숨 쉬기 어려운 의학적 조건을 가진 사람은 N95 마스크를 사용하기 전에 의료진과 상담하라고 권한다.

홍콩의학회Hong Kong Medical Association, HKMA도 정부 당국과 함께 만든 '의사들을 위한 지침서Guidance for Physicians'에서 노인과 만성 폐질환, 심장질환, 뇌졸중 등의 질환을 가진 사람, 임신부는 이미 폐 용량이 감소해 있고 숨을 쉬는 데 문제를 갖고 있기 때문에 마스크를 착용했을 때 불편하다고 느껴지면 사용하지 않을 것을 권고한다.

그런데 우리 정부는 이런 세분화를 하지 않은 채 PM2.5가 36㎍/㎥만 넘어도 '나쁨'에 해당하므로 외출할 때 마스크를 착용하라고 권한다. 우리처럼 미세먼지 차단을 위해 마스크 이야기를 꺼내는 나라

가 있다. 싱가포르다. 다만 매우 조심스러운 표현을 사용한다. 싱가
포르 환경청은 PM2.5가 24시간 평균 250μg/m³ 이상일 때 마스크 착
용을 권하는데, 그나마 "N95 마스크를 착용하면 아마도 노출을 줄일
수 있을 것"이라고 조심스럽게 표현한다. 또 출퇴근과 같은 짧은 시간
그리고 실내에서는 마스크를 착용할 필요가 없다고 덧붙인다.

사실 유해물질이 많은 사업장이 아닌 일반 환경에서 모든 국민이
마스크를 착용해야 할 정도로 공기가 나쁘다면 긴급상황이다. 마스
크가 아니라 방독면이라도 써야 한다. 다만 과학적 근거를 종합할 때
아직 마스크 착용의 효과가 확실하다고 말하기 어렵다. 그러므로 마
스크의 착용은 개인의 선택이다. 자신이 마스크를 써서 미세먼지 차
단 효과를 체험하거나 심리적 안정을 느끼면 마스크를 착용해도 된
다. 그러나 '나쁨'일 때 자동으로 마스크를 착용하는 습관은 불필요
하다. 특히 노인, 어린이, 임신부, 질환자는 마스크 착용에 더 주의해
야 한다.

올바른 마스크 사용법

마스크를 착용하더라도 다음 세 가지를 염두에 둘 필요가 있다. 첫
번째는 마스크에 전적으로 의존하지 말아야 한다는 점이다. 마스크
를 착용했으니 미세먼지 등 대기 오염으로부터 안전할 것이라는 생각
은 옳지 않다. 마스크를 쓰고 교통량이 많은 곳이 있는 사람은 마스

크를 쓰지 않고 교통량이 적은 곳에 있는 사람보다 더 많은 유해물질에 노출되기 때문이다. 대기를 오염시키는 물질에는 미세먼지와 같이 고체 상태의 입자상 물질만 있는 것이 아니다. 이산화질소나 오존과 같이 기체로 존재하는 가스상 물질도 있다. 미세먼지가 많은 날엔 이런 가스상 물질의 농도도 짙어진다. 마스크는 가스상 물질을 걸러낼 수 없다.

두 번째는 마스크를 쓰되 가격이 싼 마스크를 고르지 말고 효과적인 마스크를 찾아야 한다는 것이다. 일반 방한용이나 면 마스크는 구조가 엉성해서 미세먼지가 통과하므로 효과가 없다. 그래서 식품의약품안전처는 미세먼지 차단에 효과적인 마스크를 지정했다. 식약처가 선정한 마스크에는 특별한 표시가 있으므로 이 표시를 보고 마스크를 선택하는 것이 바람직하다.

식약처가 인정한 마스크에는 KF80, KF94, KF99 또는 '의약외품'이라는 표시가 있다. KF는 코리아 필터Korean filter의 약자이고 그 뒤에 적어놓은 숫자는 필터링 정도를 표시한다. KF80 마스크는 0.6mm 크기의 입자 80% 이상 차단하고 KF94 마스크는 0.4mm 크기 입자를 94%, KF99 마스크는 0.4mm 크기 입자를 99% 차단한다는 의미다. KF 숫자가 클수록 미세먼지를 잘 걸러낸다고 이해하면 된다. 그러나 숫자가 클수록 숨쉬기는 불편해지므로 호흡기질환자, 임신부, 어린이, 노인은 마스크 선택과 사용에 주의해야 한다.

식약처의 승인을 받은 마스크에는 미세먼지를 걸러내는 필터가 있고 정전기 기능도 있어서 미세먼지가 잘 붙는다. 그러므로 아침에 쓰고 외출했던 마스크는 저녁때쯤에는 미세먼지가 많이 붙어 있을 가능성이 크다. 손으로 마스크 표면을 만지지 말고 끈을 이용해 마스크를 벗은 후 버리는 것이 좋다. 마스크가 아깝다고 세탁해서 사용하려는 사람이 있다. 미세먼지 마스크를 세탁하면 정전기 기능이 떨어져 미세먼지 차단 효과가 반감된다. 또 마스크를 오래 사용할수록 보푸라기가 생겨 호흡에도 방해된다.

세 번째는 식약처 승인을 받은 마스크라도 바르게 착용하지 않으면 소용이 없다는 점이다. 숨쉬기가 불편하다고 코를 가리지 않고 입만 가리는 행위는 마스크를 쓰지 않은 것과 마찬가지다. 미세먼지 차단 효과를 극대화하려면 마스크를 올바르게 착용해야 한다. 마스크 제품 포장지에 적혀 있는 사용법을 보고 그대로 착용하면 별문제는 없다. 일반적으로 마스크로 코부터 턱까지 감싸야 한다. 마스크는 위와 아래가 구분되는데 철심(클립)이 있는 부분이 위쪽이다. 이 부분이 콧등에 닿도록 한 후 코 모양에 따라 철심을 눌러 마스크와 얼굴을 밀착해야 틈새로 들어오는 미세먼지를 막을 수 있다.

마스크를 쓴 후에는 양손으로 마스크 전체를 감싸고 '후' 하고 입으로 불어서 공기가 새는 곳이 있는지 확인한다. 만일 공기가 샌다면 그 부분이 얼굴에 밀착하도록 잘 조절한다. 또 마스크는 대형부터 소형까지 여러 크기가 있다. 어린이나 얼굴이 작은 사람이 대형 마스크를 쓰면 얼굴과 잘 밀착되지 않아 미세먼지 차단 효과가 떨어진다.

마스크 착용 여부와 상관없이 외출했다가 집에 들어올 때 기억해두면 좋은 점이 있다. 집 앞에서 외투를 툭툭 털어내면 실내로 유입되는 미세먼지의 양을 조금이라도 줄일 수 있다.

집에 들어와서는 가볍게 세수나 샤워를 하는 편이 좋다. 입안이나 눈을 물로 헹구는 행동도 좋다. 그러나 눈이 뻑뻑하다고 해서 소금물로 눈을 씻는 행동은 삼가야 한다. 차라리 세수를 꼼꼼히 하고, 그래도 눈에 이물감이 느껴지면 물속에 얼굴을 담그고 눈을 몇 차례 깜박거려 이물질이 떨어지도록 하면 된다.

미세먼지 차단 화장품

2018년 봄 미세먼지가 심했을 때 일부 화장품 매장에는 미세먼지 차단 효과를 내세운 화장품 코너가 따로 마련됐다. 미세먼지는 모공의 10분의 1 크기여서 모공이나 땀샘에 쌓이고 염증을 일으킬 수 있으므로 이를 예방한다는 제품들이 쏟아졌다. 그중에는 미세먼지를 깨끗하게 닦아낸다거나 아예 피부에 닿지 않도록 막아준다는 제품도 있다.

소비자는 솔깃할 수밖에 없다. 그래서 식품의약품안전처가 2018년 인터넷 쇼핑몰 등에서 유통되는 관련 제품 53개를 수거해서 확인해봤더니 미세먼지 차단 효과가 전혀 없는 제품이 많았고, 27개 제품은 미세먼지 차단 효과를 입증하기 어려웠다.

의료계는 이런 제품을 어떻게 생각할까? 아직 미세먼지 차단이 입증된 기능성 화장품은 없다는 게 여러 의사들의 공통된 시각이다.

오히려 검증되지 않은 성분 때문에 부작용이 발생할 수 있다고 경고한다. 피부 장벽이 손상되거나 피부 노화가 촉진될 수 있다는 것이다. 또 아토피나 여드름, 건선과 같은 기존 질환이 악화할 수도 있다.

4

숨 쉬는 데도
요령이 있다

　사람은 생명을 유지하기 위해 숨을 쉰다. 산소를 흡입해 몸 구석구석까지 보내서 에너지를 태우는 데 사용하고 그 과정에서 발생한 이산화탄소를 몸 밖으로 배출하는 것이 호흡이다. 이 과정이 별 무리 없이 잘 이뤄지면 신진대사가 원활하고 에너지가 생산된다. 그러나 숨을 잘 쉬지 못하면 면역이 떨어지고 삶의 질도 엉망이 된다.

　숨을 잘 쉬기 위해서는 무엇보다 호흡기가 건강해야 한다. 이를 위해 호흡기 근육을 단련할 필요가 있다. 호흡에 필요한 근육을 강화하면 운동 능력, 생활 능력, 폐활량 등이 좋아진다. 실제로 만성 폐쇄성 폐질환이나 천식으로 호흡 곤란이 발생한 환자는 흉곽을 감싸고 있는 근육을 발달시키는 재활 치료를 받는다. 풍선 불기와 같이 숨을 깊고 길게 쉬는 행동을 반복하면 호흡근을 단련하는 데 도움이 된다.

숨을 잘 쉬기 위한 또 다른 방법은 편식이다. 즉 음식을 가려먹는 습관이 필요하다. 숨쉬기와 음식이 무슨 관련이 있을까 싶지만, 식품 첨가물이나 색소가 알레르기를 일으키는 항원이 될 수 있기에 걸러 내야 한다. 특히 꽃가루나 집먼지진드기 등에 알레르기 반응을 보이는 사람이 인스턴트식품을 먹고 알레르기로 고생하는 경우도 있다. 식품첨가물이나 색소가 아니더라도 새우나 가재 등 일반 음식에 알레르기 반응을 보이는 사람도 있다.

무엇보다 호흡기질환에 걸리지 않는 것이 숨을 잘 쉬는 최고의 방법이다. 독감이라도 걸리면 코막힘, 콧물, 기침, 재채기, 열 등으로 호흡이 불안정해진다. 호흡기질환을 예방하는 방법 1순위는 자신의 생활 방식을 찬찬히 짚어보는 일이다. 운동을 규칙적으로 하는지, 수면과 휴식은 충분한지, 정해진 시간에 식사하는지 등이 호흡기질환 예방을 위한 점검 사항이다. 일교차에 유의해서 적절한 외투를 준비하고, 잦은 환기로 실내 공기가 오염되지 않도록 하며, 적당한 실내 온도와 습도를 유지하는 것도 필요하다.

날씨가 덥거나 추우면 실외 활동이 줄어들 수밖에 없다. 그만큼 신체활동량이 감소해서 건강 유지에 마이너스 효과를 가져온다. 따라서 웬만하면 외부 운동을 하는 편이 호흡기 건강을 챙기는 데 이롭다. 너무 덥거나 추운 날에는 실내에서라도 신체활동량을 늘리려고 노력해야 한다. 앉거나 누워 있지 말고 되도록 서서 생활하려고 노력하면, 청소하거나 화분에 물을 주는 자신을 발견하면서 자신도 모르게 몸을 계속 움직이게 될 것이다. 또 생필품이 필요할 때, 온라인이나 TV

홈쇼핑으로 물건을 주문하기보다 직접 마트에 가서 해결하는 것도 좋은 방법이다. 이런 활동만으로 면역을 높여 호흡기질환을 예방할 수 있을 뿐만 아니라 우울증을 예방하는 효과도 볼 수 있다.

건강할 때 지키는 것이 가장 중요

실내 환기는 호흡기를 건강하게 유지하는 직접적인 방법이다. 여름에는 에어컨을 가동하고, 겨울에는 난방을 하기 때문에 창문을 닫고 사는 가정이 많다. 실내 온도는 적당할지 몰라도 공기의 질은 나빠진다. 또 창문을 닫고 지내는 시간이 길수록 실내와 실외 온도 차이는 더 벌어진다. 그러면 우리는 나쁜 공기를 마시게 될 뿐만 아니라 온도차에 의해 호흡기질환에 걸리기 쉽고, 면역이 떨어지기 쉬운 상태가 된다.

실내 공기의 질을 생각하면 이따금 창문을 열어야 한다. 덥거나 춥다고 창문을 조금만 열어두는 가정이 있다. 어차피 창문을 연다면 한쪽 창문만 열지 말고 반대쪽 창문도 열어 공기가 흐르도록 '바람길'을 내주는 것이 중요하다. 그래야 실내 공기와 외부 공기의 교환이 원활하다.

실내 습도도 우리의 호흡 건강에 필요한 요소다. 특히 건조하기 쉬운 겨울철 가습기를 적절히 사용하면 호흡기질환을 예방할 수 있을 뿐만 아니라 실내 미세먼지를 조금이라도 줄일 수 있다. 작은 물방울이 미세먼지를 실내 바닥으로 떨어뜨리는 역할을 해주기 때문이다. 적당한 습도가 유지돼야 우리 호흡기 점막이 충분한 수분을 유지하며 섬모 운동도 활발해진다. 이는 코로 들어오는 미세먼지를 걸러주는 데 도움이 된다.

가습기를 사용하면서 신경을 써야 하는 부분은 청소다. 가습기는 물을 사용하는 기기이므로 자칫 세균과 곰팡이의 번식지가 되기 쉽다. 따라서 가습기를 생각보다 자주 청소해야 한다. 매번 물을 채울 때마다 청소하는 것이 가장 이상적이다. 가습기 대신 젖은 수건을 실내에 걸어두거나 수족관을 두는 것도 실내 습도를 유지하는 데 도움이 된다. 그렇지만 가습기가 가장 효과적이기 때문에 가습기를 흔히 사용한다. 편한 만큼 청소를 부지런히 해야 한다. 청소마저 귀찮아서 사용하는 것이 가습기 살균제다. 하지만 가습기 살균제는 화학물질로 만든 것이어서 호흡기에 오히려 좋지 않은 결과로 이어질 수 있다. 실제로 가습기 살균제 문제로 온 나라가 떠들썩했던 적이 있다. 살균제는 우리 생활에 필요하지만 흡입 등으로 사람의 건강에 유해할 수 있으므로 용도에 맞게 적절히 사용해야 한다.

또 한 가지 강조할 점은 손 씻는 습관이다. 2020년 초 코로나바이러스가 세계적으로 유행하자마자 감염을 예방하는 방법에 국민의 관심이 쏠렸다. 전문가들이 공통으로 내놓은 감염 예방법은 손 씻기다. 흐르는 물에 비누를 이용해 약 30초 동안 손을 씻으면 된다. 이런 방법으로 손을 자주 씻는 것만으로도 호흡기질환 예방에 큰 도움이 된다. 게다가 손으로 얼굴을 만지는 행동을 의식적으로 줄이려고 노력하면 더 좋다. 우리는 무의식적으로 얼굴을 자주 만지면서 호흡기질환에 걸리기 때문이다.

이미 호흡기질환 등으로 숨 쉬는 데 지장을 받는 구성원이 있는 가정이라면 반려동물을 키우지 않는 편이 이롭다. 공기 중에 날리는 반려동물의 털에 미세먼지, 진드기, 세균이 붙어 있을 수 있어 사람에게 알레르기성 질환이나 천식을 유발한다. 또 반려동물의 배설물 관리를 소홀히 하면 세균이나 기생충에 노출될 수 있다.

반려동물의 배설물은 대기 오염원이 되기도 한다. 이따금 반려동물과 산책하러 다니는 동안 반려동물이 배설하는 때도 있는데 이를 치우지 않으면 마르면서 먼지처럼 공기 중에 날린다. 그 배설물 먼지가 사람의 호흡기로 직접 들어가 호흡기질환을 유발할 수 있다. 또 배설물 먼지가 내려앉은 음식물이나 물을 먹고 배탈이 날 수도 있다.

5

미세먼지와 직접 닿는 눈

호흡기 못지않게 외부 이물질과 직접 접촉이 많은 부위는 눈이다. 특히 안구 표면은 미세먼지에 반복적으로 노출된다. 몸에서는 안구 표면을 보호하는 물질인 뮤신을 분비하는데, 미세먼지에 반복적으로 노출되면 이 물질의 분비량이 줄어든다는 동물실험 결과가 있다. 뮤신이 감소하면 안구 건조증이 생길 수 있다.

미국 보건당국이 안구 건조증 환자의 발생을 추적한 적이 있다. 2007년 안구 건조증 환자가 143만 명에서 2011년 219만 명으로 연평균 11.4% 증가했다는 결과가 나왔다. 그 이유를 추적하다가 발견한 원인이 스모그였다. 스모그가 발생할 때 안구 건조증 발병률이 최고 40% 급증하는 것으로 나타났다.

미세먼지에는 규소, 납, 카드뮴 등의 중금속과 질소, 아황산가스와 같은 대기 오염물질이 섞여 있어 안구 건조증뿐만 아니라 알레르기성 결막염 등을 일으키기도 한다. 눈의 결막은 눈꺼풀의 안쪽과 안구의 흰 부분을 덮고 있는 얇고 투명한 점막이다. 각막과 함께 눈의 가장 바깥쪽 표면을 이루기 때문에 외부의 물리적인 자극으로부터 눈을 보호하는 역할을 한다. 염증을 유발하는 항원이 눈 결막에 접촉해 과민반응을 일으키는 질환이 알레르기 결막염이다. 결막염은 증상에 따라 계절성 알레르기 결막염, 아토피 각결막염, 거대유두결막염 등으로 구분한다.

계절성 알레르기 결막염은 대개 알레르기 병력이 있는 사람에게서 나타난다. 원인물질로는 화장품, 곰팡이, 음식물, 화학섬유, 약품 등이 있으며, 특히 집먼지진드기나 꽃가루, 동물의 털 등에 의해 발생하는 경우가 많다. 코가 막히고 맑은 콧물이 나는 알레르기성 비염 증상이 동반되며 양쪽 눈에 심한 가려움증과 이물감, 눈부심, 결막충혈 등이 나타난다. 기후 변화나 외부활동 여부에 따라 증상이 악화할 수 있다.

아토피 피부염과 동반되는 아토피 각결막염은 성인 남자에게서 많이 발생한다. 천식이나 습진 병력이 있는 경우가 많고 각막이 비정상적으로 얇아지면서 돌출돼 부정 난시가 발생하는 원추각막, 백내장, 망막박리 등이 발생할 수 있다. 다른 결막염에 비해 증상이 심하고 1년 내내 지속하는 것이 특징이다.

거대유두결막염은 흔히 콘택트렌즈 약품의 부작용으로 발생한다. 위 눈꺼풀 결막에 0.3mm 이상의 유두가 생기고 충혈, 가려움 등을 동반한다. 콘택트렌즈 자체가 결막에 자극을 주기 때문에 콘택트렌즈 착용자에게서 주로 발견된다.

이물질이 눈에 닿으면 간지럽다. 그래서 자신도 모르게 손으로 눈을 비빈다. 그러면 안구 표면은 더 손상되고 감염 등으로 각종 염증도 발생하기 쉽다. 대한안과학회는 충혈·이물감·작열감 등의 눈 자극 증상이 있을 때는 안과를 방문해 염증이나 안구 표면 손상을 확인하고 치료받을 것을 권고한 바 있다.

각막과 결막은 물론 시신경까지 미세먼지의 영향을 받는다는 연구 결과도 나왔다. 안과 질환 신약을 개발하는 비엔텍 중앙연구원은 2020년 7월 미세먼지가 안과 질환의 주요 원인임을 과학적으로 증명했다고 밝혔다. 동물실험을 통해 미세먼지가 안구 건조증, 녹내장, 망막 시신경 손상 등을 유발한다는 연구 논문을 〈분자과학저널 International Journal of Molecular Sciences〉에 게재한 것인데, 미세먼지는 안압을 올려 녹내장 발생 가능성을 높이고 망막 시신경 세포까지 손상한다는 내용이다.

'결막염 주의보' 눈 건강 지키는 팁

눈 건강에는 식염수가 아닌 인공누액이 효과적이다. 미세먼지 등으로 인해 눈에 이물감이 느껴질 때는 인공누액을 수시로 넣어야 한다. 인공누액은 눈의 건조감을 해소하고 눈 안에 있는 먼지나 이물질을 씻어주는 효과가 있다. 식염수로 눈을 씻으면 눈 건강을 해칠 수 있다. 식염수는 약이 아닐뿐더러 항균 작용이 있는 눈물을 씻어내기 때문에 피하는 것이 좋다.

한편 충혈제거제를 장기간 사용하면 증상이 오히려 악화한다. 시중에서 판매하는 충혈제거제에는 혈관수축제로 인해 눈이 더 충혈될 수 있다. 특히 일부 스테로이드가 포함된 약을 장기간 넣으면 백내장이나 녹내장 등을 일으킬 수 있어 정확한 진단 하에 필요한 안약을 쓰는 것이 안전하다.

손으로 눈을 비비지 말아야 한다. 알레르기 결막염의 주된 증상은 가려움이다. 가렵다고 눈을 비비면 일시적으로 증상이 좋아지는 것 같지만 곧 악화한다. 결막 및 눈꺼풀의 부어오를 수 있다. 가려움이 심할 때는 항히스타민제 안약을 안과에서 처방받아 사용하거나 눈에 냉찜질하는 것이 도움이 된다.

무엇보다 청결함이 기본이다. 외출 후에 반드시 비누로 손을 씻고 깨끗한 수건으로 손에 물기를 제거한다. 또 평소 세안할 때 눈꺼풀 가장자리를 청결하게 닦아주는 것도 중요하다.

6

대기 오염 시대,
청소의 기술

사람마다 차이가 있겠지만, 대체로 우리 생활은 실내에서 90%, 실외에서 10%쯤 이뤄진다. 이윤규 한국건설기술연구원 실내공기품질연구단장은 사무실이나 다중이용 시설 등 여러 실내 공간 중에서도 집에서 보내는 시간이 65% 정도 된다고 밝혔다.

미세먼지가 심한 날, 더운 날, 추운 날에는 외출을 자제하므로 더 장시간 실내 생활을 한다. 그렇지만 실내 공기의 질에 대해 고민하는 사람은 많지 않은 것 같다. 많은 사람들이 미세먼지가 심한 날에 창문을 닫으면 실내 공기는 외부보다 좋을 것으로 여긴다. 물론 외부의 미세먼지를 막을 수는 있다. 하지만 밀폐된 실내 공간의 공기는 시간이 갈수록 오염된다.

집 자체에서 다양한 오염물질이 나온다. 벽, 천장, 건축자재, 가구 등에서 폼알데하이드, 톨루엔, 휘발성 유기화합물 등이 배출된다. 카펫, 쿠션, 담요, 옷에는 미세먼지와 진드기가 있다. 습기가 많은 욕실에는 암모니아, 곰팡이, 세균이 있다.

이런 상태에서 사람이 움직이면 미세먼지를 비롯한 각종 오염물질이 공기 중에 섞인다. 음식을 조리할 때나 난방할 때 미세먼지뿐만 아니라 이산화탄소와 일산화탄소가 배출된다. 심지어 그냥 숨만 쉬어도 공기 중 이산화탄소 농도는 올라간다. 식구가 많거나 실내 운동을 하는 가정에서는 공기 오염 속도가 더 빨라진다.

단순히 천으로 된 소파를 손으로 두드려보기만 해도 먼지가 얼마나 발생하는지 눈으로 볼 수 있다. 데스크톱 컴퓨터 본체를 뜯어보면 그 안에도 먼지가 수북하다. 가구 위나 책장 선반을 물걸레로 닦으면 새카맣게 묻어나는 먼지를 발견할 수 있다. 이렇게 밀폐된 공간에서는 두 가지 문제가 발생한다. 하나는 이산화탄소와 미세먼지 등이 쌓이면서 실내 공기가 오염된다는 점이다. 사람이 숨을 쉬면서 내뱉는 이산화탄소량이 늘어나고 사람이 움직이므로 미세먼지가 발생한다. 또 다른 하나는 외출을 자제하고 실내에서 지내는 시간이 늘어나는 만큼 신체활동량은 줄어서 건강 유지에 부정적인 영향을 받는다는 점이다.

이를 해결하는 가장 효과적인 방법은 청소와 환기다. 청소도 기술이 필요하다. 일반적으로 청소를 시작할 때 진공청소기부터 사용한다. 진공청소기는 큰 먼지든 작은 먼지든 모두 빨아들인다. 특히 카펫이나 소파 등 직물로 된 제품의 먼지를 제거하는 데 진공청소기만 한 것이 없다.

그런데 진공청소기를 오랜 기간 사용하면 퀴퀴한 냄새가 난다. 진공청소기 뒤편에 있는 공기 배출구에서 나는 냄새다. 진공청소기는 먼지와 공기를 모두 빨아들인 후 공기는 뒤로 내보내고 먼지만 포집한다. 공기가 나오는 배출구에는 필터가 있어서 대부분의 먼지는 나오지 못한다. 그러나 필터에 걸러지지 않는 아주 작은 먼지는 공기 배출구로 나올 수 있다. 특히 공기 중 습도가 높다면 곰팡이 때문에 공기 배출구에서 냄새가 난다. 결국 진공청소기를 돌리면 실내 바닥에 있는 큰 먼지는 제거할 수 있겠지만 눈에 보이지 않는 작은 먼지는 여전히 실내 공기 중에 떠다니는 셈이다.

이런 점을 개선한 진공청소기가 시중에 나왔다. 공기 배출구에 헤파필터를 부착한 제품이다. 헤파필터는 일반 필터보다 조밀해서 작은 먼지도 걸러낸다. 헤파필터가 일반 필터보다 비싸다는 단점이 있지만, 건강에 필요한 비용이라고 생각하고 효율적으로 청소할 필요가 있다.

또 정부는 2010년부터 진공청소기의 미세먼지 방출량 등급을 의무적으로 표시하도록 했다. 우리가 흔히 아는 에너지소비효율 등급 스티커에 미세먼지 방출량도 표시되어 있다. 1등급에서 5등급까지 있는데 등급 숫자가 낮을수록 미세먼지 방출량이 적다. 1등급은 $0.01\mu g/m^3$ 이하의 방출량을 의미한다. 2등급은 $0.05\mu g/m^3$ 이하, 3등급 $0.1\mu g/m^3$ 이하, 4등급 $0.2\mu g/m^3$ 이하, 5등급 $0.2\mu g/m^3$ 초과의 미세먼지를 방출하는 제품이다.

창문 열고 공기청정기 틀어라

청소란 실내 공기를 흔들어놓는 행동이다. 바닥에 가라앉은 먼지까지 공기 중으로 떠올라 순간적으로 실내 미세먼지 농도가 높아질 수 있다. 2013년 교육 방송 채널 EBS 다큐멘터리 프로그램에서 청소 전 실내의 미세먼지 농도는 $0.027\mu g/m^3$였던 것이 진공청소기로 청소한 후 $0.052\mu g/m^3$로 증가하는 모습이 방영되었다. 청소했더니 실내 미세먼지 농도가 2배 증가한 것이다. 이런 사태를 막으려면 청소할 때 반드시 모든 창문을 열어 환기해야 한다.

환기에도 기술이 있다. 창문을 한쪽만 열어서는 큰 효과가 없다. 되도록 모든 창문을 열어 맞바람이 불도록 해야 먼지가 빠져나간다. 이른바 '바람길'을 만들어주는 것이 중요하다. 겨울철에 춥거나 여름철에 덥다고 한쪽 창문만 열어서는 환기 효과가 반감된다.

두 번째 청소 요령은 진공청소기를 사용한 후 공중에 분무기로 물을 뿌려 미세먼지가 바닥으로 떨어지도록 하는 것이다. 물을 너무 많이 뿌리면 바닥이 축축해지고 공기가 습해지므로 주의할 필요가 있다.

다음으로 물걸레질이 필요한데 이것이 청소의 세 번째 요령이다. 물걸레질할 때 기억할 점은 진공청소기를 사용하기 전에 열어두었던 창문을 닫아야 한다는 것이다. 외부에서 미세먼지가 더 유입되지 않도록 한 후 물걸레로 바닥에 떨어진 미세먼지를 닦는 것이다. 물걸레질은 진공청소기만 사용했을 때보다 미세먼지 제거 효과가 크다는 연구 결과가 있다. WHO도 가정의 청소 방법으로 물걸레 청소가 더 나을 수 있다고 언급한 바 있다. 물걸레 청소는 바닥에 가라앉은 먼지가 다시 날리는 것도 막아준다.

기억하기 편하도록 가정의 청소 요령을 두 단계로 정리하면 이렇다. '창문 열고 진공청소기로 청소하기 → 창문 닫고 바닥 물걸레질하기'다.

청소할 때 환기가 필요하다고 했는데 사실 환기는 청소와 관계없이 자주 해야 한다. 먼지를 없애는 것이 청소의 목적이라면 환기는 실내 공기를 쾌적하게 유지하는 데 그 목적이 있다.

그래서 정부와 의료계는 환기 방법까지 제시했다. 하루 세 번(아침, 점심, 저녁) 이상, 각 30분 이상씩 환기하라는 것이다. 이 가이드라인은 '실내 이산화탄소 농도를 이용한 창문 개폐 시 자연 환기량 평가 방법에 관한 연구(대한건축학회 2018년)' 등의 연구 결과에서 도출됐다.

다만 환기는 그날의 미세먼지 수치와 주변 환경에 따라 달리할 필요가 있다. 미세먼지가 극심할 때는 환기를 하더라도 짧은 시간 동안만 하는 것이 좋다. 의료계는 미세먼지가 많은 날에도 하루에 세 번 이상 환기하되 한 번에 10분씩이라도 하는 것을 추천한다.

사실 일상생활에서 외부 미세먼지가 심한 날에 환기하기는 쉽지 않다. 외부 미세먼지가 실내로 들어올 것이 뻔하기 때문이다. 또 자동차 운행이 많은 도로변에 있는 집에서는 창문을 열면 미세먼지가 오히려 더 많이 유입될 수 있다. 그래서 공기청정기에 의존하는 가정이 많다. 밀폐된 공간에서 공기청정기를 24시간 틀어둔다. 창문을 닫아 외부의 미세먼지를 차단하고 공기청정기까지 가동하므로 실내 공기는 좋을 것이라는 생각이다. 하지만 이런 방법은 정답이 아니다. 공기청정기를 사용하더라도 환기는 규칙적으로 해야 한다.

또 공기청정기 필터 관리를 철저히 해야 한다. 제품마다 필터 청소나 교환 주기가 있으므로 이를 지켜야 공기청정기를 효율적으로 사용할 수 있다.

환기하고 싶어도 외부에서 미세먼지가 실내로 들어오는 것을 우려해 '창문 필터'라는 제품을 사용하는 집도 있다. 창문 필터는 조밀한 방충망처럼 생겨서 창문을 열어도 미세먼지의 실내 유입을 막을 수 있다는 제품이다. 창문 필터는 양면테이프를 이용해 창문 테두리에 붙여서 사용한다. 그러나 창문 필터를 설치했다고 미세먼지 유입을 100% 차단할 수는 없다. 제품 종류, 설치 조건, 환경에 따라 미세먼지 차단 효과의 차이가 크다. 또 일조량이 감소할 수 있다. 이런 점을 고려해서 창문 필터 사용 여부를 결정할 필요가 있다.

실내 공기 오염을 줄이는 팁

- 최소 하루 세 번 실내 전체를 환기한다. 오전, 오후, 저녁에 각 30분씩, 가급적 일조량과 채광량이 많은 낮 시간대를 이용하는 것이 효과적이다.
- 요리할 때 창문을 열고 후드를 이용해야 실내 공기 오염을 줄일

수 있다.

- 한 번 환기할 때 최대한 효과를 내도록 맞바람 치는 문을 함께 열어둔다.
- 드라이클리닝 제품은 1시간 이상 베란다에 둬 냄새를 제거한 뒤 옷장에 넣는다.
- 외출 후 실내에 들어오기 전에 밖에서 겉옷을 턴다.
- 숯(천연 공기 정화기)을 활용한다. 숯에는 많은 탄소와 회분으로 이뤄진 구멍이 있다. 이것이 공기 중에 떠도는 유해 성분과 나쁜 냄새를 흡착하고 습도도 조절한다.
- 공기청정기를 이용한다. 공기청정기는 오염된 공기를 팬으로 흡입해 미세먼지나 세균 등을 거른다. 그러나 공기청정기는 자연 환기법과 병행하는 것이 효과적이다.
- 분무기를 이용해 공중에 물을 뿌려 먼지를 가라앉히고 물걸레 청소를 한다.

7

사 먹을 수만은 없고,
미세먼지 피하는 요리법

가정 내 미세먼지의 주범은 요리다. 조리할 때 미세먼지는 두 곳에서 발생한다. 연료가 타는 과정에서, 그리고 음식 자체에서 나온다. 따라서 연료와 음식을 조리하는 방식을 바꿀 필요가 있다. 당장 이 두 가지를 개선하기 어렵다면 조리할 때 최소한 환기와 후드 작동에 유념해야 한다.

과거에는 난방을 하거나 음식을 조리할 때 나무를 연료로 사용했다. 나무가 타면서 미세먼지와 연기가 상당히 발생했고 그을음도 많이 생겨 부엌 천장과 벽은 늘 시커멓게 변했다. 굴뚝이 있었지만 모든 연기를 밖으로 빼주는 것은 아니라서 미세먼지와 연기 때문에 눈이 따갑고 기침을 자주 할 수밖에 없었다. 지금은 나무를 연료로 사용하는 가정이 많지 않지만, 캠핑을 가는 등 야외에서 숯으로 고기를 구워보면 얼마나 많은 매연과 미세먼지가 발생하는지 짐작할 수 있다.

이후 연탄과 석유풍로가 등장하면서 나무 땔감은 자취를 감췄다. 나무 땔감보다 미세먼지 발생은 다소 줄었지만 만족할 만한 수준은 아니었다. 특히 연탄은 일산화탄소 등 다양한 오염물질을 배출했다. 부엌 환경은 과거보다 편리해졌지만, 사람에게 유해한 물질은 사라지지 않았다.

요즘 주방에서는 대부분 가스를 사용해 조리한다. 전기를 사용하는 가정도 늘고 있다. 환경부에 따르면 가스레인지보다 전기레인지를 사용하는 편이 미세먼지를 조금이라도 줄일 수 있다. 흔히 인덕션으로 부르는 전기레인지는 LNG liquefied natural gas, 액화천연가스와 같은 탄화수소계 연료를 사용하지 않으므로 연료의 불완전 연소에 의한 일산화탄소가 거의 발생하지 않는다. 또 전기레인지를 사용할 때의 이산화질소 농도도 가스레인지를 사용할 때보다 절반 이하(40% 수준)로 측정됐다.

공기가 깨끗해지려면 나무 땔감보다는 연탄이나 석유를 사용하는 것이 낫고 이보다 가스나 전기를 사용하는 것이 더 좋다. 그러나 미세먼지 배출이 적은 연료일수록 가격은 비싸다. 깨끗한 에너지를 사용하려면 그만큼 값을 치러야 한다.

그래도 조리할 때 미세먼지 발생을 완전히 줄일 수는 없다. 전기를 사용하더라도 음식이 조리되는 과정에서 미세먼지가 발생하기 때문이다. 최천웅 강동경희대병원 호흡기내과 교수는 "집 안에서 음식을 조리할 때 작은 그을음 입자 등 미세먼지가 발생한다"며 "특히 환기가 잘 되지 않는 환경에서는 그 농도가 미세입자 허용 수준보다 100배 이상 높을 수 있다"고 경고했다.

따라서 조리할 때는 창문을 열어 환기할 필요가 있다. 주방 쪽 창문뿐만 아니라 반대편 창문도 열어서 맞바람이 치도록 해야 공기가 흐르면서 미세먼지가 외부로 배출된다. 환경부가 2015년 발표한 주방 조리 시 실내 오염물질 방출 특성 조사 및 관리방안 마련 연구를 보면, 밀폐 조건에서 PM2.5 농도는 최고 $3.13mg/m^3$까지 상승했다. 이는 자연 환기(맞통풍 환기)에서의 최고 농도인 $0.343mg/m^3$와 비교했을 때 약 10배 차이가 난다.

그리고 조리가 끝난 후에도 일정 시간 동안 창문을 열어두는 편이 좋다. 뜨거운 조리기구나 음식에서 미세먼지가 계속 발생하기 때문이다. 임영욱 연세대 환경공해연구소 부소장이 소개하는 환기 방법은 이렇다.

"실험해보니 최고 성능의 후드를 사용해도 실내 미세먼지의 농도를 충분히 해결하지 못했다. 오히려 창문을 열었더니 미세먼지 농도가 크게 줄었다. 창문은 한쪽을 열어서는 의미가 없다. 양쪽으로 열어 바람길이 나야 한다. 그래도 호흡기에 주변에서 측정한 미세먼지의 양은 $150\mu g/m^3$ 정도였다. 그래서 고기나 생선을 구울 때는 마스크도 쓰는 것이 더 안전하다."

주방 연료를 바꿔라

그런데 모든 집이 주방에 맞통풍 환기를 할 수 있는 구조는 아니다. 자연 환기가 불가능할 경우에는 주방 후드나 환풍기라도 켜서 미세먼지를 신속하게 배출하는 것이 좋다. 주방 후드를 사용할 때와 사용하지 않을 때의 미세먼지 농도 차이는 최고 85%라는 환경부의 2015년 실험 결과가 있다.

주방 후드를 가동하지 않은 상태에서 고등어를 구워보니 PM2.5 농도가 최고 2,290μg/m³로 측정됐다. 즉시 주방 후드를 가동하자 이 수치의 89%가 배출됐다. 주방 후드를 가동하지 않은 상태에서 삼겹살을 굽자 PM2.5 농도는 1,360μg/m³까지 올라갔다. 역시 주방 후드를 가동하자 이 수치의 91%가 배출됐다.

환기와 주방 후드의 중요성을 알고 오랜만에 주방 후드를 작동했더니, 소리는 요란한데 미세먼지가 잘 배출되는지 의심이 들 수 있다. 무엇인가가 시끄럽게 돌아가기는 하니까 주방 후드가 작동하는가 보다 싶지만 제대로 작동하는지는 알 길이 없다.

주방 후드가 효과적인지 간단히 알아보는 방법이 있다. A4용지 한 장만 있으면 된다. 주방 후드를 켜고 A4용지를 주방 후드의 공기를 빨아들이는 부위에 댄다. 그리고 손을 떼도 A4용지가 후드에 그대로 붙어 있으면 후드가 잘 작동한다고 볼 수 있다. 그만큼 빨아들이는 힘이 있는 것이다. 그러나 A4용지가 후드에 붙어 있지 않고 떨어지면 주방 후드의 효과를 기대할 수 없다. 물론 종이보다 가볍고 작은 입자를 빨아들이기는 하겠지만 A4용지 한 장이 떨어질 정도라면 흡입력이 충분하지 않다고 봐야 한다.

후두의 흡입력이 약해지는 원인은 대부분 두 가지로 좁혀진다. 하나는 후드 모터가 노후화된 상태다. 모터의 힘이 없으니 흡입력도 약해서 본래 기능을 발휘할 수 없다. 흡입력이 약하면 일부 흡입된 먼지가 외부로 배출되지 않고 후드 틈새로 다시 새어 나올 가능성도 있다. 또 다른 문제는 필터에 있다. 주방 후드에서 필터를 꺼내 보면 십중팔구는 시커멓다. 오랫동안 청소나 교체하지 않았기 때문이다. 이런 상태로는 충분한 흡입력을 기대할 수 없다. 전문가들은 주방 후드 필터를 1년에 한 번 이상 교체할 것을 권장한다. 교체 주기가 너무 잦은 듯하지만 요리할 때마다 기름기를 머금은 미세먼지가 필터에 찐득하게 쌓이는 것을 본다면 오히려 1년에 몇 번이라도 필터를 교체하고 싶어진다.

주방 후드를 가동하면 팬이 돌아가는 소리가 요란하다. 후드 소음이 거슬러서 가장 낮은 단계인 1단으로 작동하면 미세먼지 흡입 능력은 떨어질 수밖에 없다. 연세대 환경공해연구소가 실험해보니 주방 후드 가동 단계를 높일수록 미세먼지 제거 효과가 좋은 것으로 나타났다. 다소 시끄럽더라도 조리할 때 주방 후드는 최대치로 작동하는 것이 미세먼지 제거에 효과적이다.

기름보다 물 사용하는 요리법

조리 방식을 변경하는 것도 미세먼지 발생을 줄일 수 있다. 시쳇말로 신발도 튀기면 맛있다고 할 정도로 튀김 요리는 언제나 식욕을 부추긴다. 굽는 요리도 마찬가지다. 한껏 달아오른 불판 위에 삼겹살을 올리는 상상만 해도 입에 침이 고인다. 튀기거나 구운 음식의 장점은 맛있다는 점이다. 그러나 건강에 좋지 않다는 치명적인 단점도 있다. 기름이 산화되는 과정에서 트랜스지방이 생긴다는 것은 누구나 아는 사실이다. 트랜스지방이 심장병과 일부 암을 유발하는 것으로 알려진 후 WHO는 하루에 섭취하는 열량 중에서 트랜스지방의 비율이 1% 미만이 되도록 권고했다. 사실상 트랜스지방을 최대한 피하라는 의미다.

그런데 설상가상으로, 이와 같은 조리법은 미세먼지도 엄청나게 만들어낸다. 음식을 삶거나 찔 때는 미세먼지가 발생하는 양이 비교적 적다. 미세먼지를 줄이고 건강도 챙기려면 조리 방식을 바꿀 필요가 있다.

음식을 굽는 과정에서 발생하는 PM2.5의 양은 878μg/m³이고 튀길 땐 269μg/m³로 측정됐다. 이를 삶는 방식으로 바꾼 후에는 그 발생량이 119μg/m³로 감소했다. 휘발성 유기화합물도 음식을 구울 때 973μg/m³, 튀길 때 1,464μg/m³ 발생하지만 삶으면 457μg/m³로 감소한다. 이런 수치는 측정 방식에 따라 다르기 때문에 수치보다는 미세먼지 발생량을 절반 이하로 줄일 수 있다는 점이 중요하다.

육류나 어류를 굽는 과정에서 헤테로사이클릭아민과 벤조피렌 등 발암물질도 생성된다. 이들 물질은 동물실험을 통해 간암, 위암, 대장암, 유방암을 유발하는 것으로 밝혀져 사람에게 암을 유발하는 물질로 분류돼 있다. 벤조피렌은 육류를 굽는 과정뿐만 아니라 흡연, 매연, 나무를 태울 때도 발생하는 물질이다.

미세먼지 발생을 줄이겠다고 가정에서 고등어나 삼겹살 등을 전혀 굽지 않을 수 없다. 이따금 튀김 요리도 즐겨야 한다. 다만 음식을 구울 때 종이 포일이나 팬 뚜껑을 덮으면 미세먼지 발생을 조금이라도 줄일 수 있다. 튀김 요리를 할 때는 재료가 기름에 완전히 잠기도록 하는 것이 미세먼지 발생을 낮추는 방법이다.

탄수화물이 포함된 식자재를 고온에서 튀기거나 굽는 과정에서는 아크릴아마이드라는 물질이 발생한다. 조리할 때 기화된 아크릴아마이드를 흡입할 수 있고 음식물을 통해 섭취할 수도 있다. 예를 들면 감자튀김은 아크릴아마이드가 많이 검출되는 음식이다. 커피를 볶을 때도 이 물질이 생긴다. 그래서 미국 캘리포니아주 고등법원은 2018년 커피전문점에 발암물질 경고문 부착을 의무화했다. 커피콩을 로스팅할 때 아크릴아마이드가 발생한다는 사실을 소비자에게 알리라는 것이다.

아크릴아마이드는 무색무취의 화학물질이다. 화장품의 피부 유연제, 종이 강화제, 윤활제, 접착제 등 여러 가지 용도로 사용한다. 이처럼 아크릴아마이드는 편익을 주는 물질이지만 신경독성물질이기도 하다. 고용량 노출 시 중추신경계 및 심혈관계에 영향을 미친다. 또 신장암을 발생시킨다는 주장이 제기되면서 암 유발물질로 추정되기 시작했다. 스웨덴 국립식품청은 2002년 아크릴아마이드가 암을 일으킨다고 보고했다.

아크릴아마이드에 대한 노출을 줄이기 위해서는 조리 온도를 120도 이하로 낮추거나 조리 방법을 바꾸는 것이 좋다. EU는 2018년 식품제조업체와 음식점에 튀김 시간을 약 3.5분으로 제한하고 온도도 최대 175도를 넘지 않도록 권장했다.

8

한눈에 보는
공기청정기 사용설명서

미세먼지가 그저 먼지에서 '은밀한 살인자'로 그 정체가 드러난 뒤에 사람들은 먼지로부터 몸을 지키기 위해 공기청정기를 가동하기 시작했다. 이제 공기청정기는 어느 집에나 갖춰진 필수 가전제품으로 자리 잡았다. 그런데 전기밥솥은 밥을 만들어주고 냉장고는 음식을 상하지 않도록 신선함을 오래 유지해주는 기능이 확실하게 눈에 보인다. 하지만 공기의 질이 깨끗해졌는지, 공기청정기를 올바르게 사용하고 있는지 그 부분은 아직 확실하게 효과가 드러나지 않았다. 우리는 아직도 공기청정기에 대해 많은 물음표를 가지고 있다. 여기서는 그 부분들을 조금이나마 해소해보고자 한다.

먼저 공기청정기를 사용할 때 자동운전(오토) 모드로 설정해두는 것이 좋을까? 자동운전 모드는 편리하지만 실제 실내 환경을 제대로 반영해 가동하지 않을 수 있다. 조금 번거롭더라도 수동으로 조정해서 실내 미세먼지 농도가 높다 싶을 때 최대 풍량으로 일정 시간 가동한 후 점차 약한 모드로 낮추는 것이 효율적이다.

공기청정기를 오래 켜두면 이산화탄소가 나오는 것으로 아는 사람이 많다. 그러나 공기청정기에서 이산화탄소는 나오지 않는다. 이산화탄소는 대부분 사람의 호흡에서 발생한다. 공기청정기는 본래 밀폐된 실내라는 조건에서 실험한 제품이다. 따라서 실제 사용도 밀폐된 환경에서 해야 미세먼지 제거 효율이 높다. 그렇다고 환기를 전혀 하지 않으면 미세먼지 외의 오염물질(폼알데하이드, 라돈, 휘발성 유기화합물 등)이 축적돼 결과적으로 실내 공기 질이 나빠진다. 예컨대 공기청정기는 미세먼지나 몇몇 오염물질을 제거할 수 있지만 라돈과 같은 가스상 물질까지 없애지는 못한다.

집 안에서 미세먼지가 가장 많이 발생하는 곳은 주방이다. 그러면 주방에서 조리할 때 공기청정기를 켜두면 미세먼지를 줄이는 데 도움이 될까? 조리로 인해 미세먼지가 많이 발생한 상황에서 곧바로 공기청정기를 사용하면 미세먼지와 기름 입자 등이 필터를 막아 필터 수명이 단축되고 냄새도 밴다. 차라리 조리할 때는 공기청정기를 꺼두고 조리가 끝난 다음에도 환기를 충분히 한 후에 공기청정기를 사용하는 편이 이롭다.

공기청정기 선택 기준

공기청정기를 온종일 틀어놓자니 전기요금이 걱정이다. 요즘 나오는 공기청정기는 에너지 저소비형이 많다. 소비전력 30W인 제품을 기준으로 24시간 가동할 경우 추가 부담하는 전기요금은 월 2,000~3,000원 수준이다. 가정용 선풍기의 소비전력 30~50W와 비슷하다.

공기청정기 제품이 제각각이어서 선택할 때 당황할 수 있다. 한국기술표준원과 한국공기청정협회가 공기청정기 고르는 요령을 마련했다. 우선 인증 마크가 붙은 제품부터 살펴보라는 것이다. 미세먼지 제거 능력, 탈취 효율, 오존 발생 농도, 소음도 등에 관한 기준을 만족하는 제품은 KS나 CA 인증 마크가 붙어 있다. KS는 정부가 국내 공산품, 서비스, 농수축산물, 가공식품 등을 대상으로 제정한 한국산업표준Korean Standard을 의미한다. CA는 한국공기청정협회가 마련한 실내공기청정기 단체표준SPS-KACA002-132에 따라 적합한 제품에 부여한다. CA는 깨끗한 공기를 뜻하는 영문자 clean air의 첫머리글자를 딴 마크다. 물론 CA 마크가 없다고 모두 믿지 못할 제품은 아니다. 일부 중소기업은 제품이 훌륭해도 인증 신청 비용에 부담을 느껴 CA 마크를 받지 못할 수 있다.

일반적으로 이런 인증 마크가 붙은 공기청정기를 고르면 성능은 안심할 수 있다. 공기청정기의 성능 실험은 '실험실 환경에서 최대 풍량으로 가동했을 때'를 기준으로 이루어진다. 여기에서 '실험실 환경'

이라는 점에 주목할 필요가 있다. 실험실은 여러모로 실제 가정환경과 다르다. 또 '최대 풍량'으로 실험했지만, 실제 가정에서 사용할 때는 소음 등의 문제로 항상 최대 풍량으로 공기청정기를 가동하지도 않는다.

따라서 가정환경에서 공기청정기는 최적의 성능을 보여주지 못할수 있다. 그러므로 사용면적보다 조금 넉넉한 용량의 공기청정기를 선택하는 편이 좋을 것 같다. 표준사용면적에 대한 공식적인 기준은 없지만 한국소비자원은 사용공간의 130%를 표준사용면적으로 계산한 바 있다.

요즘 시중에서 판매하는 공기청정기는 구동 방식이 매우 다양하다. 필터식, 음이온식, 전기집진식, 플라스마식 등이 있다. 가장 흔한 방식은 필터식으로, 필터를 규칙적으로 세척 또는 교환해야 적정 성능을 낼 수 있다. 공기청정기 필터를 교체하지 않고 계속 사용하면 포집된 먼지가 필터를 막아 풍량이 급격히 줄어든다. 풍량이 줄면 공기순환율이 낮아지고 결과적으로 공기 정화 능력도 떨어진다.

공기청정기는 제품 종류나 사용 모드에 따라 오존이 발생할 수도 있으므로 구입하기 전에 꼭 오존 발생량을 확인할 필요도 있다. 오존은 공기청정기뿐만 아니라 레이저 프린터·복사기·살균 세탁기·TV·과일 세척기 등에서도 나온다.

호흡기를 통해 오존을 흡입하면 폐 기능이 떨어질 수 있다. 공기 중에 오존이 많아지면 호흡기를 통해 몸속으로 들어오는 오존량이 증가한다. 이때 기침, 숨찬 증상이 생긴다. 기도 주변의 근육이 수축해

기도가 좁아지기 때문이다. 또 몸속으로 들어온 오존은 폐포와 직접 접촉해 폐 기능을 떨어뜨리기도 한다. 눈과 코를 자극하고, 심장에도 나쁜 영향을 미친다. 신체활동이 활발한 어린이는 성인보다 많은 공기가 필요하고, 호흡기도 발달 중이어서 오존에 더 민감하다.

대기 중 오존 농도 높은 날의 생활수칙

- 오존 예·경보 발령 상황을 확인하고 오존 농도가 높을 때는 실외 활동과 과격한 운동을 자제한다. 특히 노약자, 어린이, 호흡기 환자, 심장 환자는 주의를 기울인다.
- 어린이집, 유치원, 학교는 실외 학습을 자제 또는 제한한다.
- 승용차 사용을 자제하고 대중교통을 이용한다.
- 스프레이, 드라이클리닝, 페인트칠, 신나 사용을 줄인다.
- 한낮의 더운 시간대를 피해 아침이나 저녁에 주유한다.

9

공기 정화 식물의
허와 실

NASA는 1989년 밀폐된 우주선의 공기를 정화할 방법을 식물에서 찾는 연구를 진행했다. $1m^3$보다 작고 밀폐된 공간에 휘발성 유기화합물을 주입한 후 식물을 넣어 공기를 얼마나 정화하는지를 관찰했다. 그러자 하루 만에 최대 70%의 휘발성 유기화합물이 제거되는 결과가 나왔다. 이런 결과에 대해 연구진은 식물의 잎이 미세물질을 흡수하고 수분을 방출하는 과정을 거쳐 공기가 정화된다고 설명했다. 이후 이른바 '공기 정화 식물'이라는 말이 세간에 유행했다. 식물이 공기 중 질소산화물, 폼알데하이드, 휘발성 유기화합물, 이산화탄소, 암모니아 등을 제거한다는 것이다.

농촌진흥청은 4년 동안 여러 종의 식물을 대상으로 연구한 결과, 실내 미세먼지를 줄이는 데 효과가 있다고 2019년 3월 발표했다. 초미세먼지 농도가 300μg/m³인 밀폐된 방을 마련하고 약 1㎡ 크기의 식물을 넣은 후 4시간 동안 실내 공기의 질 변화치를 측정한 실험이었다. 파키라를 넣어둔 방에서는 초미세먼지의 양이 약 155.8μg/m³ 줄었다. 또 백량금(142μg/m³) 멕시코소철(140.4μg/m³), 박쥐란(133.6μg/m³), 율마(111.5μg/m³) 다섯 종 모두 초미세먼지를 줄이는 효과를 보였다. 농촌진흥청은 거실과 주방에 식물을 공간 대비 2% 정도 넣고 분석한 결과 식물이 없을 때보다 미세먼지가 약 17.8% 줄었고, 학교 교실에서는 13~25% 저감 효과를 보였다고 밝혔다. 약 100m² 면적의 가정에서 2㎡ 면적에 식물을 두면 이 정도 효과를 볼 수 있다는 것이다.

농촌진흥청은 공기 정화 식물과 공기청정기를 결합한 이른바 '바이오 월bio wall'도 소개했다. 한마디로 벽면 한쪽을 식물로 장식하고 그 뒷면에 공기청정기까지 틀어놓는 방식이다. 식물만 둘 때보다 바이오월이 미세먼지 저감 효과를 7배까지 높인다는 것이 농촌진흥청의 주장이다. 화분에 심은 식물이 미세먼지를 줄이는 양은 시간당 평균 33μg/m³인데, 1㎡짜리 바이오월은 232μg/m³까지 제거할 수 있다는 것이다. 바이오 월은 실내 온도를 최대 3도까지 낮추므로 여름철 냉방비용도 줄일 수 있다고 한다.

식물은 어떻게 미세먼지의 양을 줄일까? 농촌진흥청은 잎의 흡착과 흡수 기능 때문이라고 설명한다. 잎 표면의 끈적한 왁스층이나 잎 뒷면 주름에 미세먼지가 달라붙는다는 것이다. 따라서 미세먼지를 줄이는 데 효과적인 식물은 잎을 보면 어느 정도 알 수 있다. 잎의 뒷면이 주름 형태로 된 식물이 미세먼지를 잘 흡착한다. 잎의 뒷면이 매끈한 형태는 흡수력이 다소 떨어지며, 효과가 가장 떨어지는 식물은 잎 표면에 잔털이 많은 것이 특징이다.

또 미세먼지 일부는 잎의 기공(공기구멍)으로 흡수된다. 식물의 기공은 약 20μm 크기이므로 10~2.5μm 크기의 미세먼지를 흡수할 수 있다. 이렇게 흡수된 미세먼지는 식물의 대사작용에 의해 뿌리로 이동한 후 뿌리 근처의 미생물에 의해 분해된다.

우주선에서나 쓸모 있는 공기 정화 식물

그러나 일부 전문가들은 생각이 다르다. 식물이 미세먼지를 일부 흡수하는 것은 사실이지만 우리가 사는 실내 공간의 공기를 깨끗하게 만들기 위해서는 식물 개체 수가 상당히 많아야 한다는 것이다. 한마디로 공기 정화 식물이라는 명칭은 과장됐다는 주장이다.

NASA의 식물 실험 후 더 구체적인 연구 결과는 없다시피 했다. 오히려 NASA의 연구 결과가 다소 과장됐다는 주장이 최근 연구 결과로 제시되었다. 미국 드렉셀대학교 환경공학 연구팀은 밀폐된 공간에서 식물의 공기 정화 능력을 다룬 30년간의 연구 논문 12편을 검토했고 196건의 실험 결과를 분석했다. 그 결과 연구팀은 식물의 공기 정화율을 $0.023m^3/h$라는 결론을 내놨다.

공기 정화율이란 1시간 동안 공급된 깨끗한 공기의 부피 값을 의미한다. 그러니까 식물이 1시간 동안 내놓은 깨끗한 공기의 부피는

0.023m³ 정도밖에 되지 않는다는 것이다. 이는 4인 가족이 사는 집(면적 140m²)에서 창문 두 개를 열었을 때의 공기 정화율이 화초 680개의 공기 정화율과 비슷하다는 의미라고 연구팀은 설명했다. 온 집 안에 발 디딜 틈 없이 식물을 심어도 공기 정화 효과는 환기보다 못한 셈이다.

또 NASA의 실험 자체가 우주선이라는 특수 환경에 맞춘 것이어서 일반 가정에서 식물의 정화 효과를 볼 수 없다는 논리도 있다. NASA의 실험실 환경은 1m³보다 좁은 밀폐된 공간이고 그 공간에 한 종류의 휘발성 유기화합물을 일정하게 주입했다. 일반 가정집이나 사무실의 환경과는 전혀 다르다. 집이나 사무실은 1m³보다 넓고 밀폐된 곳도 아니다. 실내에는 다양한 휘발성 유기화합물이 존재하고 다른 유해물질과 미세먼지도 있다.

드렉셀대학교 연구팀은 일반 실내 환경에 NASA의 연구 결과를 적용하는 것은 환경공학을 무시한 처사라고 지적했다. 따라서 NASA 실험에서 나온 식물의 공기 정화 능력은 과장됐으며, 자연 환기가 식물보다 실내 공기 정화에 효과적이라는 결론을 내렸다.

10

새집 줄게
헌 집 다오

  새집증후군이라는 말이 있다. 집이나 건물을 지을 때 사용하는 건축 자재, 접착제뿐만 아니라 새로 산 가구 등에서 휘발성 유기화합물이 방출되는데 이런 물질의 영향을 받아 발생하는 건강상의 문제나 불쾌감 등을 통칭하는 용어다. 영유아, 비염이나 아토피 환자는 특히 새집증후군을 유발하는 물질에 민감하다.

  새로 지은 집에서 휘발성 유기화합물이 방출되는 양은 시간이 지나면서 서서히 줄어든다. 따라서 지은 지 수년이 지난 집은 새집증후군 걱정이 덜하다. 그러나 신축 건물이나 지은 지 몇 년이 지났더라도 도배나 바닥재를 교체하고 인테리어를 다시 한다면 공기 질을 살펴볼 필요가 있다. 휘발성 유기화합물은 특히 온도가 높은 여름에 방출량이 많다.

한편 새집이든 오래된 집이든 공통으로 나타나는 현상이 겨울철의 결로다. 결로는 따뜻한 공기와 찬 공기가 만나서 이슬이 맺히는 현상이다. 여름철 찬 음료를 담은 컵의 표면에 물방울이 맺히는 것과 같은 원리다. 겨울철 집 외벽은 차갑고 내벽은 따뜻해서 벽면에 이슬이 맺힌다. 이 때문에 곰팡이도 핀다. 곰팡이 포자가 실내로 퍼지면 천식, 비염 등 호흡기질환이나 아토피를 유발할 수 있다. 또 곰팡이 특유의 퀴퀴한 냄새는 메스꺼움과 피로의 원인이 된다. 일부 곰팡이는 피부에 습진, 반점, 무좀 등을 일으킨다.

손쉬운 결로 예방법은 환기와 습도 유지다. 환기로 외부와 내부 온도 차이를 줄이고 습도를 낮게 유지하는 것이다. 결로 현상이 너무 심한 경우라면 단열 시공과 같은 근본적인 방법이 필요하다. 이미 생긴 곰팡이를 제거할 때는 눈과 코에 곰팡이 포자가 닿지 않도록 마스크와 보안경을 착용해야 한다. 또 손에 곰팡이가 직접 닿지 않도록 고무장갑 등을 착용하고 솔을 이용해 곰팡이를 제거해야 한다.

새집증후군과 결로 현상을 동시에 해결하는 방법이 있다. 베이크아웃bake-out과 플러시아웃flush-out이다. 굽는다는 의미를 담고 있는 베이크아웃은 한 번에 유해물질이 많이 생기게 한 뒤 환기로 한꺼번에 제거하는 방법이다. 문, 창문, 환기구 등을 모두 닫고 보일러로 실내 온도를 33~38도로 높여 8시간 이상 유지해 건축자재에서 방출되는 유해물질을 일시적으로 증가시킨다. 그리고 2시간 이상 환기를 통해 실내 오염물질을 방출하는 방식이다. 이 방법은 새집으로 입주하기 전에 3회 이상 반복해야 효과를 볼 수 있다. 추운 겨울보다 여름

베이크아웃 실천법

① 외부로 통하는 모든 문을 닫는다.

② 옷장 및 수납장 등 모든 가구의 문을 연다.

③ 난방 시설을 이용해 실내 온도를 35~40도로 유지한다.

④ 7~8시간 유지한 후 1시간 정도 환기한다.

⑤ 위의 방법을 3~5회 반복한다.

에 하는 것이 효과적이며 베이크아웃을 완료했더라도 환기는 지속해서 필요하다.

플러시아웃은 대형 팬이나 기계 환기설비 등으로 신선한 외부 공기를 실내로 충분히 유입해 실내 오염물질을 외부로 배출하는 방법이다. 약 일주일 동안 플러시아웃을 하는 것이 좋은데, 이때 실내 온도는 16도 이상 상대습도는 60% 이하로 유지하는 것이 권장된다.

베이크아웃과 플러시아웃의 방법은 입주자용 설명서에서도 찾아볼 수 있다. 국토교통부가 마련한 '주택건설기준 등에 관한 규정'에 따라 30가구 이상 아파트의 시공자는 베이크아웃이나 플러시아웃을 해야 하며 입주자가 입주한 뒤에 새로운 가구나 카펫을 설치해도 베이크아웃과 플러시아웃을 하도록 했다.

발암물질이 자꾸 집 안으로 침입한다

가정에서 접하는 또 다른 문제는 라돈이다. 몇 해 전 라돈 문제로 사회가 시끄러웠다. 침대 매트리스에서 라돈이 검출된 것이다. 라돈은 라듐이 붕괴해 생기는 기체로 대지, 광물, 암석 등 자연 상태에서도 존재하기 때문에 피하려 해서 피할 수 있는 물질이 아니다. 라돈은 무색무취의 기체여서 우리가 인지하지 못하는 채 피해를 입을 수 있다.

자연 상태에서 존재하는 라돈이 건물의 틈새를 통해 실내로 유입될 수 있다. 특히 환기가 잘되지 않은 건물에서는 라돈 농도가 높아진다. 라돈은 종이 한 장을 뚫지 못할 정도로 약한 방사선이어서 피부를 뚫지는 못한다. 그러나 호흡기 등 신체 내부에 닿으면 DNA를 손상시킬 수 있으므로 미량이라도 지속해서 노출되면 암이 발생할 수 있다.

1980년대부터 라돈과 폐암의 관계에 관한 연구가 진행된 이후 국제암연구소는 라돈을 1군 발암물질로 규정했다. WHO는 라돈 농도에 대해 실내 공기 중 10Bq/m³의 엄격한 기준을 정했다. 베크렐Bq은 방사성물질이 방출하는 방사선의 세기가 얼마인지를 나타내는 단위다. 현행 실내공기질 관리법에 따라 국내 신규 아파트의 라돈 권고기준은 148Bq/m³ 이하다.

가정에서 라돈을 줄이기 위한 가장 효과적이고 쉬운 방법은 환기다. 주기적으로 환기한 주택의 라돈 농도는 약 65% 감소했다. 또 바닥이나 벽에 갈라진 틈을 보강재로 밀폐하면 실내로 유입되는 라돈을 줄일 수 있다.

우리가 타고 다니는 자동차 실내는 어떨까? 새 차를 사면 한동안 새 차 특유의 냄새가 난다. 이 냄새의 원인은 차량 내부에 있는 장식재와 마감재에 발생하는 폼알데하이드와 톨루엔 등 휘발성 유기화합물이다. 이런 물질 때문에 창문을 닫은 채 새 차를 오래 운전하면 머리가 아프고 눈이 따갑다. 새집증후군처럼 새 차에도 새차증후군이 있다.

새 차에서 발생하는 휘발성 유기화합물을 줄이기 위해서는 새 차를 구입하고 최소 3개월간 환기에 신경을 써야 한다. 새 차 구입 후 6개월이 지났더라도 여름철 노상 주차 또는 겨울철 히터 가동 등으로 차량 내부 온도가 높으면 휘발성 유기화합물이 지속해서 방출된다는 연구 결과가 있다. 따라서 환기부터 하고 차를 운행하는 것이 바람직하며, 운행할 때도 자주 창문을 열어 환기하는 것이 좋다. 새 차 냄새를 없앤다며 방향제를 차량에 설치하는데 이는 오히려 휘발성 유기화합물 농도를 높인다. 방향제 때문에 호흡기에 문제가 생기는 경우도 있다.

여름에 차에서 에어컨을 틀지만 창문을 열고 환기하는 경우는 거의 없다. 여름이든 겨울이든 이따금 차량 창문을 열고 환기하는 것이 차량의 실내 공기를 맑게 유지하는 방법이다. 에어컨에는 필터가 있다. 이 에어컨 필터를 교체하면 실내로 유입하는 미세먼지의 양을 줄일 수 있다는 연구 결과도 있다.

차에 있는 공기 순환 모드도 적절히 이용하면 좋다. 공기 순환 모드는 '외기 유입'과 '내기 순환'이 있다. 외기 유입은 실외 공기가 차량 내부로 들어오도록 하는 모드다. 내기 순환은 외기의 유입을 막고 실내 공기를 순환하는 모드다. 실외 미세먼지 농도가 높을 때는 일반적으로 내기 순환 모드를 사용한다. 그러면 차량 외부보다 실내의 미세먼지 농도를 낮은 수준으로 유지할 수 있다. 그러나 차량 내부는 밀폐된 좁은 공간인 만큼 사람의 호흡으로 이산화탄소 농도가 급격히 증가한다. 이 때문에 졸음이나 피로감이 발생한다. 따라서 내기 순환 모드를 사용하더라도 주기적으로 창문을 열고 환기해야 한다. 일부 차량은 내기 순환 모드를 사용하더라도 일정 시간이 지나면 자동으로 외기 유입 모드로 전환되기도 한다.

내가 사용하는 화학제품 안전 정보 얻기

우리는 생활 속에서 많은 화학제품을 사용한다. 그런데 내가 현재 사용하는 화학제품이 비교적 안전한지 문득 궁금할 때가 있다. 또 어떤 제품을 구입해야 좋을지 망설일 때도 있다. 이런 경우 환경부가 운영하는 생활환경정보 시스템 초록누리 홈페이지(ecolife.me.go.kr)에서 생활화학제품의 안전 정보를 확인해보자. 예를 들어 특정 세탁제품의 성분, 주의사항뿐만 아니라 제조사와 연락처 같은 기본 정보도 알 수 있다. 생활화학제품을 구입 후에는 반드시 라벨이나 사용설명서를 확인해 용법·용량을 지키고 사용 후에는 반드시 환기하는 습관이 필요하다.

국립환경과학원이 운영하는 생활환경정보센터 홈페이지(iaqinfo.

nier.go.kr)는 다양한 생활환경에 대한 정보를 제공한다. 실내 공기 질, 소음, 빛 공해, 라돈 등 생활환경 관련 기본적인 정보가 있다.

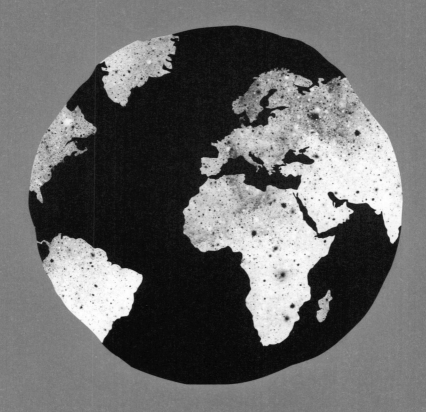

course 5

맑은 미래의 조건

1

'한국'이라고 쓰고
'기후 악당'이라고 읽다

　우리나라는 2010년 이후 국제사회로부터 달갑지 않은 별명을 얻었다. 그 별명은 '기후 악당'이다. 기후 악당이란 석탄 소비가 좀처럼 줄지 않는 일부 국가를 국제사회가 비판하는 말이다. 우리나라를 비롯해 호주, 사우디아라비아 등이 이 불명예를 얻었는데, 한마디로 경제 수준과 비교해 국제 온실가스 감축에는 소극적이라는 이야기다.

　온실가스 감축에 가장 효과가 큰 방법은 석탄 화력발전소 운영 제한이다. 즉 탄소 배출을 줄이려면 기본적으로 화석연료 사용을 축소해야 한다. 국제사회에서 이를 실천하는 국가들이 늘었다. 영국과 캐나다 등 30여 개 국가는 2030년까지 석탄 화력발전소를 줄이거나 폐쇄하기로 했다. 전 세계에서 가장 많은 석탄 화력발전소를 가동하고 있는 중국도 2060년까지 탄소 배출 제로(0)를 달성하겠다고 선언했다.

한국은 현재 56기의 석탄 화력발전소를 가동 중이다. 국제사회의 움직임에 발맞춰 이를 줄이기는커녕 오히려 강원도, 경남, 충남 등지에 석탄 화력발전소를 추가로 짓고 있다. 2018년 기준 한국의 온실가스 총배출량은 7억 2,760만 톤으로 OECD 회원국 중 5위다. 이 가운데 산림 등으로 흡수되는 탄소량을 제외하면 순 배출량은 6억 8,630만 톤이다.

심지어 공기업은 외국에 있는 석탄 화력발전소에 투자 규모를 늘리는 중이다. 예를 들어 베트남 붕앙 2호 석탄 화력발전소의 지분 40%는 중국 중화전력공사가 보유하고 있었는데, 중국이 이 지분 전체를 한국전력에 넘겼다. 또 이 발전소에 기기를 공급하기로 한 미국 제너럴 일렉트릭General Electric, GE도 2020년 석탄 화력발전소 사업에 더 이상 참여하지 않겠다며 사업을 철수했다. 다른 나라들이 투자를 포기하는 사업에 우리는 적극적으로 참여한 것이다.

이런 행동은 세계 여론의 뭇매를 맞았다. 한국전력이 베트남의 석탄 화력발전소에 투자를 결정했을 때, 유엔 기후변화협약 당사국총회 COP26 간부들은 한국 정부가 국민의 세금을 낭비하고 관련 기관의 평판에 먹칠하게 될 것이라고 비판했다.

실제로 세계 최대 연기금 조직인 노르웨이 중앙은행 투자위원회는 2017년 한국전력을 투자 금지 기업으로 지정했다. 한국전력이 지구 환경을 파괴하고 석탄을 통해 이익을 추구하는 기업이므로 투자하면 안 될 기업이라는 뜻이다.

노르웨이 중앙은행 투자위원회는 노르웨이 국부펀드의 투자를 결정하는 기구다. 1990년 설립된 노르웨이 국부펀드는 세계 최대 규모로 자산이 1,000조 원을 넘는다. 세계 곳곳에 투자하고 있으며 한국 기업에 대한 투자도 지난 10년간 꾸준히 늘렸다. 노르웨이 국부펀드는 한국전력에 투자했던 약 1,500억 원 상당의 자금을 회수했다. 네덜란드 공적연금도 한국전력의 탄소 배출 감축 노력에 진전이 없다며 6,000만 유로의 지분을 매각했다.

현대건설도 국제적 비판을 받는 기업이다. 현대건설은 베트남 정부가 추진하는 꽝 트락 석탄 화력발전소 사업을 일본 미쓰비시와 공동으로 수주했다. 또 인도네시아와 방글라데시에서도 석탄 화력발전 사업을 진행하고 있다.

노르웨이 중앙은행은 현대건설을 블랙리스트에 올렸다. 노르웨이 중앙은행 투자위원회는 2021년 7월 1일 "중대한 부패에 기여하거나 책임을 지고 있는 용납할 수 없는 위험 때문에 현대건설을 관찰하기로 했다. 이번 결정은 4월 28일 윤리위원회의 권고를 기반으로 한다"라고 홈페이지에 공시했다.

현대건설이 지구의 환경을 훼손할 우려가 크다고 보고 앞으로 4년 동안 관찰하면서 투자 대상으로서 적정성 여부를 판단하겠다는 의미다. 현대건설이 글로벌 연기금 블랙리스트에 오른 것은 현대자동차그룹에도 불명예스러운 일이다. 최근 ESG 경영에 기치를 내건 정의선 현대자동차그룹 회장의 행보와 모순되는 일이기 때문이다.

현재 세계적인 투자 트렌드는 'ESG 경영'이다. 환경environmental, 사회social, 지배구조governance의 영문 머리글자를 딴 용어로, 친환경적이며 사회적 경영을 하며 지배구조도 투명하게 한다는 의미다. 이런 기업이 투자 대상이다. 선진국은 물론 중국조차 석탄 화력발전소 사업에서 발을 빼는 이유가 여기에 있다. 캘리포니아 공무원연금, 스웨덴 연금 등 글로벌 연기금 상당수는 ESG 경영에 반하는, 석탄산업과 관련한 기업에 투자를 금지하는 추세다.

2050 탄소 중립의 가장 큰 숙제

한국 정부와 공기업의 이와 같은 행보는 온실가스 감축이라는 국제적 트렌드를 역행하는 기류다. 국제사회가 한국을 기후 악당이라고 부르는 이유다.

이 불명예를 벗기 위해 문재인 대통령은 2020년 '2050 탄소 중립'을 선언했다. 대통령은 2020년 10월 28일 국회 시정연설에서 "국제사회와 함께 기후 변화에 적극적으로 대응해 2050년 탄소 중립을 목표로 나아가겠다"며 "석탄 발전을 재생에너지로 대체해 새로운 시장과 산업을 창출하고 일자리를 만들겠다"고 밝혔다.

이를 실천할 기구인 2050 탄소중립위원회가 2021년 5월 출범했다. 탄소중립위원회의 목표는 뚜렷하다. 2050년까지 탄소 중립을 이루겠다는 대통령의 선언을 실현하는 것이다. 탄소 중립은 온실가스 배출량과 제거량이 상쇄돼 순 배출량이 '0'이 되는 상태를 의미여서 '넷제로net zero' 또는 '배출제로'라고도 부른다.

2019년 9월 기후정상회의에서 세계 65개국이 탄소 중립을 선언한 바 있고, 중국과 일본도 2020년 9월 탄소 중립을 선언했다. 세계적으로 탄소 중립을 추구하는 국제 동맹에 120개 국가가 참여했다. 영국, 오스트리아, 이탈리아는 2025년, 덴마크는 2030년, 독일은 2038년까지 석탄 화력발전소를 퇴출할 계획이다.

탄소 중립의 핵심 중 하나는 석탄 화력발전소의 퇴출에 있다. 화석 연료의 사용을 줄여야 탄소 중립을 이룰 수 있기 때문이다. 석탄 화력발전소의 수명은 약 30년이다. 2020년에 건설한 석탄 화력발전소는 2050년 이후까지 운영되는 셈이다. 실제로 정부가 2020년 발표한 제9차 전력수급기본계획에 따르면 한국은 석탄 화력발전소를 2054년까지 운영한다. 이 계획대로라면 2054년까지 석탄 화력발전소에서 배출한 오염물질로 약 2만 명이 조기 사망한다는 분석 결과가 나왔다. 2021년 5월 12일 국제 기후연구기관인 클라이밋 애널리틱스Climate Analytics는 '파리협정에 부합하는 한국 탈석탄 정책의 건강 편익 평가' 보고서에서 국내 석탄 화력발전소 정책의 변화가 없다면 2054년까지 석탄 화력발전으로 비롯된 조기 사망은 2만 3,332명에 이르고 조산은 2,348건이 발생할 것으로 예측했다. 반면 2030년까지 국내 석탄 화력발전소를 모두 운영 중단하면 예상되는 조기 사망의 79%, 조산의 73%를 줄일 수 있다고 밝혔다. 보고서는 "대기 오염으로 인한 건강 영향은 개인적 피해일 뿐만 아니라 근로 생산성을 저하해 사회경제적 손실을 초래한다"고 분석했다.

한국은 전력 수급 계획에 따라 석탄 화력발전소를 추가로 건설하고 외국에서도 석탄 화력발전소에 투자한다. 또 대통령은 '2050 탄소 중립'을 선언했지만 그 목표를 달성할지는 불투명하다는 전망이 나오고, 국제사회는 한국을 '기후 악당'이라고 부른다.

그렇다고 우리 정부가 국제사회에 아무런 '성의'도 보이지 않은 것은 아니다. 정부는 국제사회에 '2017년 대비 24.4% 감축'이라는 국가 온실가스감축Nationally Determined Contribution, NDC 목표를 제시했다. 하지만 2021년 4월 기후정상회의에서 그 정도로는 부족하다는 지적을 받았다. 결국 정부는 2021년 11월 1일 유엔 기후변화협약 당사국총회에서 조정한 NDC 목표치를 내놔야 한다.

2

과학도 모른 채
예산만 낭비하는 정책들

중국은 2017년 산시성 시안에 약 100m짜리 건축물을 세웠다. 이름하여 추마이타, 스모그 제거탑이라는 뜻이다. 한마디로 외부의 공기를 정화하는 초대형 공기청정기다. 추마이타는 하부의 유리 온실에서 태양열로 오염된 공기를 덥혀 상승기류를 만들고, 데워진 공기가 상승하는 동안 이를 여과해 내보내는 방식이다.

2018년 4월 중국과학원 지구환경연구소는 추마이타 시범 가동 결과를 공식 발표했는데, 근방 $10km^2$ 이내에서 미세먼지를 11~19% 감소시킨다는 내용이다. 여의도 면적의 3배에 이르는 공간의 미세먼지가 최대 19% 줄어든다는 것이다. 중국은 에펠탑과 비슷한 300m짜리 추마이타를 도시 곳곳에 세우기로 했다.

그러나 이후 별다른 추가 내용은 나오지 않고 있다. 오히려 외국에서는 실내 공기청정기를 집 앞마당에 놓고 공기가 정화되기를 바라는 것과 다르지 않다는 비판이 쏟아졌다. 추마이타의 설치 비용은 대당 20억 원에, 운영비는 연간 3,400만 원이다. 비용 대비 효과가 크지 않아 보인다.

당시 한국은 중국의 추마이타에 대해 괴물 공기청정기가 등장했다고 비꼬았다. 그런데 우리도 비현실적인 시도를 추진하기는 마찬가지였다. 예를 들어 '맑은 숨' 마크가 있다. 아니, 있었다. 이 마크가 붙어 있는 건물은 시설 관리자가 실내 공기 질을 우수하게 관리하는 곳이라는 의미다. 환경부는 다중이용 시설의 공기 질을 관리하겠다며 2012년에 '맑은 숨' 인증 시범사업을 시작했다. 환경부는 단속 대상에서 제외하는 등의 혜택을 주며 다중이용 시설의 참여를 유도했다. 2017년까지 117곳이 인증을 받아 '맑은 숨' 마크를 붙였다. 당시 환경부는 이 인증제도를 위한 법적 근거를 마련해 2019년 본격적으로 도입할 계획이었지만, 어느새 슬그머니 사라졌다.

인증만 해놓고 관리하지 못했기 때문이다. 2017년 사후관리 대상 68곳 중 30곳은 조사를 거부했고, 조사를 받은 38곳 중 10곳은 인증기준치를 넘겼다. 예컨대 서울의 한 지하철역은 2015년 환경부로부터 실내 공기 우수 시설 인증을 받았지만, 사후관리 점검에서 승차장의 미세먼지가 145µg/m³로 인증기준보다 훨씬 높은 것으로 나타났다. 인천의 한 스파 시설도 유독물질인 폼알데하이드와 방사성물질인 라돈이 모두 기준치를 초과했다. 조사를 거부한 곳도, 기준치를 넘긴 곳도 모두 인증마크를 그대로 붙여놓고 있었다.

'공기 정화 아파트'도 등장했다. 서울시가 2018년 10월 시범사업으로 서울 노원구의 한 아파트 외벽에 '광촉매 페인트'를 칠한 것이다. 이어 서울시는 공공건축물에 광촉매 페인트를 사용하겠다고 발표했다. 그 첫 번째 사례로, 서울 중구 충무로 시네마테크 외벽 전체를 광촉매 도료로 시공한다고 했다.

광촉매 페인트는 서울시 산하 서울주택도시공사SH공사 도시연구원이 2018년 국산화한 도료다. 광촉매 페인트에 포함된 산화티타늄이 빛을 받으면 페인트와 닿아 있는 미세먼지 원인인 휘발성 유기화합물과 질소산화물을 광분해하고 그 잔여물을 빗물로 씻어낼 수 있다는 것이 SH공사의 설명이다. 한마디로 미세먼지를 제거하는 페인트라는 것이다. 산림청 조사에 의하면 나무 한 그루가 1년에 35.7g의 미세먼지를 줄이는데, 40가구 아파트 한 개 동 외벽(950m²)에 광촉매 페인트를 칠하면 연간 3.4kg의 미세먼지를 줄이는 효과를 얻을 수 있다고 한다.

그러나 햇빛이 없거나 미세먼지가 페인트 외벽에 붙지 않았을 때는 무용지물이라는 전문가의 지적이 잇따랐다. 빛이 없다면 광촉매 작용이 일어나지 않고, 바람이 불지 않아 미세먼지가 벽에 붙지 않으면 효과가 없다는 뜻이다. 더욱이 광촉매 페인트 자체의 유해물질에 대한 조사나 부작용에 관한 연구도 없는 상황이었다. 광촉매 페인트 가격이 일반 페인트 가격보다 5배 정도 비싸다는 점에서 경제성도 문제로 꼽혔다.

인공강우 왜 실패했나

과학을 모르면 예산만 낭비한다. 인공강우 실험이 대표적인 사례다. 정부는 2019년 미세먼지를 제거하려는 목적으로 인공강우 실험을 했다. 공기 중에 떠다니는 미세먼지를 땅에 떨어뜨리기 위해 인공적으로 비를 만들겠다는 논리다. 이론상으로는 그럴듯하지만 인공강우 실험은 단 한 차례도 성공하지 못했다.

기상청과 환경부는 2019년 1월 25일 전라남도 영광 북서쪽 약 100km 해상에서 인공강우 실험을 했다. 기상청은 기상위성 영상과 관측 차량의 이동 관측 정보, 수치예보 모델의 예측자료 등을 활용해 분석한 결과, 실험 당일 기상 조건이 인공강우 실험을 하기에 적합하다고 판단했다.

습기를 모으는 물질인 요오드화은 아이오딘과 은을 반응시켜 얻는 노란색의 바늘 모양 결정을 뿌려 빗방울을 만들어내는 인공강우 실험은 미세먼지를 줄이는 데 도움을 줄 것으로 기대를 모았다. 그러나 구름 내에 물방울 크기가 커진 것만 확인했고 의미 있는 양의 비나 눈은 내리지 않았다. 공기 중에 떠다니는 미세먼지를 씻어내려면 강우량이 10mm는 돼야 의미가 있다. 그러나 인공강우로 만든 최대 강우량은 0.88mm에 그쳤다.

기상청도 기상 항공기 관측 결과 구름 내부에서 강수 입자의 크기가 증가한 것이 관측됐으나, 기상 선박이나 지상 정규 관측망에서 유의미한 강수 관측은 없었다고 시인했다.

전문가들은 인공강우 실험의 실패가 예견된 일이라고 입을 모았다. 미세먼지는 고기압 영향권에서 대기가 정체될 때 발생하는데, 보통 고기압 상태에서는 구름이 없기 때문에 인공강우를 만들기 어렵다는 것이다. 실제로 중국 등지에서도 인공강우 실험을 했으나 번번이 실패했다.

이처럼 그동안 정부의 미세먼지 대책은 '예방'보다 '치료'에 집중했다. 미세먼지 발생 자체를 줄이는 장기적인 대안이 아니라 이미 발생한 미세먼지를 없애려고만 했다. 또 중앙정부와 지방자치단체의 손발도 맞지 않아 전국 단위의 굵직한 성과도 내지 못했다.

2016년 미세먼지 관리 특별대책 수립, 2017년 미세먼지 관리 종합대책 수립, 2018년 미세먼지 저감 및 관리에 관한 특별법 제정 등 수년 동안 미세먼지에 대응했으나 국민이 느낄 만큼 큰 효과는 없었다. 정부가 놀지는 않았다는 흔적을 남기는 정도에 그쳤다.

예컨대 2017년 당시 서울 연평균 농도는 25μg/m³였는데 2018년 23μg/m³로 줄었다. 그러나 겨우 2μg/m³ 줄인 정도여서 국민이 느끼기에는 역부족이었다. 또 여전히 WHO의 권고기준인 5μg/m³, 일본의 연평균 농도 11.9μg/m³, 미국의 연평균 농도 7.4μg/m³의 2배 이상이며, 대기 정체 등 기상에 따라 고농도 발생 가능성도 여전했다.

정부가 어떤 정책을 시작해도 지방자치단체에는 조례나 장비가 태부족했다. 현장 단속 인력이 없고 전문가 활용도 되지 않았다. 대책을 백화점식으로 나열할 뿐 역량을 집중하지 못했다. 돈은 돈대로 쓰고도 실효성이 없는 것이다. 이에 따라 대책의 우선순위를 정해 예산을 집행해야 한다는 지적이 끊이지 않았다.

재난을 겪으며 깨달은 것들

결국 우리는 2019년 1월부터 3월 사이에 최악의 미세먼지 사태를 겪으면서 세 가지 문제점을 발견했다. 첫 번째 문제는 미세먼지 특별법이 시행됐음에도 현실에서 정책은 소극적이었고 이마저 지방자치단체에서는 시행되지 않았다는 점이다. 두 번째 문제는 국내 미세먼지 배출량을 충분히 감축하지 못했다는 점이다. 세 번째 문제는 중국 등 국외 배출원에 대한 통제가 불가능하다는 점이다.

첫 번째 문제에 대한 해결책으로는 지자체가 미세먼지 해결을 위한 의지를 보여야 한다는 점이 강조되었다. 관련 조례부터 만들어야 미세먼지 저감과 관리에서 실효를 거둘 수 있기 때문이다. 실제로 사업장에 대한 관리가 부실했다. 2018년 12월 감사원의 감사 결과 충남의 한 회사는 특정 대기 유해물질인 시안화수소를 허가받지 않고 배출 허용기준보다 많이 배출한 것으로 드러났다. 또 광주·전남 지역의 235개 사업장에서 2015년부터 4년간 측정 결괏값을 조작한 건수가 4,235건이나 발생했다. 측정하지 않고 허위로 보고한 건도 8,843건이나 있었다. 2019년에도 국내 대기업 등 235곳에서 미세먼지 배출량을 조작하는 사건이 발생했다. 그래도 최근에는 생산 시설 굴뚝에 자동측정기를 설치하고 드론으로 감시하는 등 미세먼지 발생을 줄이려는 움직임이 생기고 있다. 그러나 대형 사업장과 달리 중소기업은 그런 시설에 투자할 여력이 되지 않는다는 점도 허점으로 드러났다.

두 번째 문제에 대해서는 미세먼지 발생이 큰 부문부터 손을 대야 한다는 해법이 제시됐다. 환경부는 전체 미세먼지의 약 53%가 산업 부문에서 기인하는 것으로 본다. 또 환경부가 2018년 약 석 달간 미세먼지 발생 핵심 현장을 특별 점검한 결과, 적발된 위반 사항 가운데 87.9%가 불법 소각 현장이었다. 농·어촌뿐만 아니라 교외에서도 폐기물 소각이 종종 이뤄졌다. 소각에 대한 인식 변화가 절실하다는 지적이 끊이지 않았다. 이런 소각으로 생기는 미세먼지 배출량은 통계로 잡기도 어렵다.

세 번째 문제의 해법은 정부의 외교력에 달렸다. 미세먼지가 많이 발생하는 외국과 대립 구도로 가서는 배출량 감소를 기대하기 어렵다는 지적이 나왔다. 데이터에 근거한 문제 제시와 해법이 필요한 만큼 외국과 공동으로 미세먼지에 대응하는 외교 정책이 필요하다는 것이다.

미세먼지 문제는 자연재해가 아니라 사람이 만든 인재다. 따라서 이 문제를 풀어야 할 주체도 사람이다. 산업사회를 거친 대부분 국가는 통과의례처럼 미세먼지 문제를 경험했다. 선진국은 이미 미세먼지 감축 단계로 돌입했는데 우리는 여전히 '공기 후진국'에 머물러 있다. 지금까지 모든 정책이 경제 활성화로 쏠려 있었다면 이제는 환경에 방점을 찍어야 한다는 목소리가 높다.

3

단기 대책은
효과도 단기

한때 서울시는 미세먼지가 심한 날 승용차 운행을 줄이기 위해 대중교통 무료 조치를 시행했다. 버스나 지하철 요금 몇천 원을 면제해 주면 승용차 운행을 줄일 수 있고 그에 따라 미세먼지 발생량이 줄어들 것이라는 상상에서 나온 조치다. 몇천 원으로 국민에게 불편함을 요구하는 정책이다.

이 정책이 전혀 쓸모없다는 것은 아니다. 미세먼지가 극심하다면 대중교통 무료 조치는 물론 이보다 더 사소한 것이라도 해야 한다. 그러나 미세먼지가 그렇게 심하지 않은 상태에서 대중교통 무료로 승용차 이용을 줄이겠다는 발상은 과학적이지도 않고 실효성도 떨어진다.

미세먼지가 심한 날 지방자치단체가 손쉽게 꺼내 드는 또 다른 대안은 차량 2부제다. 차량 번호판 끝자리를 홀수나 짝수로 나눠 하루

씩 번갈아 가면서 운행하도록 하는 제도다. 하루의 차량 이동량을 절반가량 줄일 수 있으므로 그만큼 미세먼지 농도가 줄어든다는 논리다. 환경부도 차량 2부제를 독려하는 분위기다.

차량 2부제는 이미 여러 나라에서 시행해본 결과 장기적이고 근본적인 대책이 될 수 없다고 확인된 대안이다. 프랑스 파리는 과거 차량에서 배출하는 미세먼지 문제가 골칫거리였다. 파리시는 차량 2부제와 배기가스가 많은 차량의 운행 제한 등을 몇 차례 시행했으나 그때마다 비판 여론에 밀려 중단했다. 이런 시행착오를 경험하면서 파리는 장기적으로 차량 수요 자체를 줄이는 정책으로 방향을 잡았다.

우리나라가 처음 차량 2부제를 시행한 것은 1988년 서울 올림픽 때다. 대기 오염도가 높은 그 당시에 할 수 있는 방법이 차량 2부제가 거의 유일했다. 땜질식의 임시방편이다. 중국도 2012년 베이징 올림픽 당시에 차량 2부제를 도입했다. 한마디로 차량 2부제는 특별한 상황에서 초단기적인 효과를 기대하는 방법이다. 그렇더라도 출퇴근 시간 조정, 대중교통 증설 등 국민의 편의를 보장한 후 시행해야 한다.

정기적으로 진료를 받기 위해 병원에 가는 노인이 있다고 하자. 승용차로 30분이면 병원에 도착한다. 그런데 마을버스와 시내버스를 갈아타고, 그 사이사이에 걷는 시간과 버스를 기다리는 시간까지 합치면 약 1시간 걸린다. 어떤 교통수단이 개인과 사회에 이로울까?

대중교통 수단을 이용하는 것이 개인과 사회에 도움이 되려면 승용차보다 시간이 짧게 걸리고 비용도 적게 들고, 무엇보다 편리해야 한다. 대중교통의 편리함을 국민이 느껴서 승용차를 포기하게 하는 것이 장기 대책이다.

억지로 승용차 이용을 막거나 불편한 대중교통을 강요해서는 오히려 반감만 생긴다. 미세먼지를 줄이는 취지는 좋지만 방법론에서 국민의 저항이 심하면 어떤 정책도 실현되지 않는다.

국민 80% 계절 관리제 찬성

국민 열 명 가운데 여덟 명은 '미세먼지 계절 관리제'에 찬성하는 것으로 나타났다. 미세먼지 계절 관리제는 연중 미세먼지가 가장 심한 시기인 12월에서 이듬해 3월 사이에 집중 저감 대책을 시행하는 제도를 말한다.

국가기후환경회의와 문화체육관광부는 2019년 11월 19세 이상 국민 2,000명을 대상으로 한 '미세먼지 국민 인식조사' 결과를 발표했다. 조사 결과를 보면 응답자의 78.3%가 계절 관리제에 찬성했다. 반대는 4.9%, 보통은 16.8%로 집계됐다.

계절 관리제를 위한 시행안으로는 석탄 발전소 가동 중단에 69%가 찬성했으며 이로 인해 전기요금이 월평균 1,200원 인상되는 것에도 55.7%가 동의했다. 또 다른 시행안인 배기가스 5등급 차량의 도심 운행 제한에 대해서는 응답자의 73.5%가 찬성했다. 5등급 차량이란 질소산화물과 탄화수소를 0.560g/km 이상, 입자상물질을 0.050g/km 이상 배출하는 차량이다. 참고로 차량 배기가스 등급제는 환경부의 자동차 배기가스 등급제 홈페이지(emissiongrade.

mecar.or.kr)에서 살펴볼 수 있다.

환경부는 2020년 12월부터 2021년 3월까지 2차 계절 관리제를 시

행한 바 있다. 그 결과 PM2.5 24시간 평균 농도를 24μg/m³로 낮췄

다. 같은 시기 5년 평균 농도 29.5μg/m³보다 낮다.

이 같은 결과에 대해 국가기후환경회의는 국내 60개 석탄 화력발전

소 중 최대 28개의 가동을 중지하고 노후 디젤 차량 50만 대 이상

을 도시로 진입하지 못하게 한 성과물로 보고 있다.

4
미세먼지 대응 원년
2019년에 생긴 일

우리나라가 공기 질에 본격적인 관심을 둔 것은 2018년 이후다. 그해 3월에야 PM2.5 오염도를 미국·일본과 동일한 수준으로 강화했다. PM2.5 연평균 농도 25μg/m³를 15μg/m³로 기준을 낮춘 것이다. PM2.5 24시간 평균 농도도 50μg/m³에서 35μg/m³로 변경했다. 이런 내용을 담은 환경정책기본법 시행령이 2018년 3월 20일 국무회의를 통과했다. 이 기준에 맞춰 환경부 고시로 정한 미세먼지 예보기준도 강화됐다. PM2.5 '보통'의 상한 농도가 현재 50μg/m³에서 35μg/m³로 조정됐다. 50~100μg/m³이던 '나쁨' 구간은 36~75μg/m³로, 101μg/m³ 이상부터인 '매우 나쁨' 구간은 76μg/m³ 이상으로 강화됐다.

그러나 기준만 강화했을 뿐 미세먼지에 대비할 움직임은 거의 없었다. 당시 환경부는 예산 탓을 했다. 한마디로 예산을 집행할 법이 국회를 통과하지 못하고 묶여 있었다. 그 당시 국회는 미세먼지 대책에 많은 돈을 쓸 필요가 있느냐는 인식을 가지고 있었다.

그러다가 발등에 불이 떨어지는 계기가 찾아왔다. 2019년 1월부터 3월까지 초미세먼지 농도가 극심했다. 그해 1월 4일 서울의 PM2.5 24시간 평균 농도는 129㎍/㎥로 사상 최고치를 기록했다. 에어코리아에 따르면, 약 2개월 만인 3월 5일 그 수치는 135㎍/㎥로 급증해 최고 기록을 갈아치웠다.

2019년 3월 1~7일 풍속은 초당 1~2m로 느낄 수 없을 만큼 미미한 수준이었고 강수량도 거의 없다시피 했다. 공기가 한반도 상공에 정체하면서 미세먼지 농도가 꾸준히 상승한 것이다. 이런 날이 지루하게 이어졌다. 환경부 국립환경과학원에 따르면 3월 29일 서울의 PM10 24시간 평균 농도는 302㎍/㎥로 관측됐다. 이날 오전 10시쯤에는 508㎍/㎥까지 치솟기도 했다. 서울뿐만 아니라 전국의 미세먼지 농도는 '매우 나쁨(151㎍/㎥ 이상)' 수준을 유지했다.

정부는 이 3개월 동안 총 10일(2019년 1월 13~15일, 3월 1~7일)의 비상저감조치를 발령했다. 1년 전인 2018년 같은 기간에 발령된 비상저감조치는 단 2일이었다.

깜짝 놀란 국회는 3월 13일에 계류 중이었던 미세먼지 관련 법안 여덟 개를 무더기로 통과시켰다. 개정된 법안 여섯 개, 제정된 법안 두 개다. 개정된 법안 중 재난 및 안전관리 기본법은 사회적 재난의 범주에 미세먼지를 포함한 것이 핵심이다. 미세먼지가 국가 차원의 '재난 관리' 대상이 되므로 피해 복구에 국가 예산을 사용할 수 있게 됐다. 그동안 택시, 렌터카, 장애인 차량 등에만 가능했던 LPG 차량을 일반인도 구입할 수 있도록 LPG 안전관리사업법도 개정됐다. 또 학교보건법 개정으로 학교 교실에 미세먼지 측정기와 공기청정기 설치가 의무화됐다.

미세먼지특별법은 국가 미세먼지 정보센터의 설치·운영 규정을 임의 규정에서 강행 규정으로 변경했다. 그동안 행정안전부는 국립환경과학원에서 기존 조직과 인력으로 업무 수행이 가능하다고 판단해 정보센터 설립에 부정적 태도를 보여왔다.

대기환경보전법은 미세먼지 배출 시설에 자동측정기로 측정한 결과를 실시간 공개하도록 했다. 또 노후 건설 기계에 대해 저공해 조치를 명령할 수 있게 됐다. 실내공기질 관리법은 실내 공기의 질을 측정한 기록의 보존 기간을 3년에서 10년으로 늘리고 민감 시설 유지기준을 강화한다는 내용이 핵심이다.

제정한 두 개 법안 중 항만대기질 특별법은 황 함유량 기준을 초과한 선박 연료유의 사용을 금지했다. 또 대기관리권역 대기환경개선에 관한 특별법은 대기 오염이 심각하다고 인정되는 지역이나 인접 지역 등을 대기 관리권역으로 지정할 수 있도록 했다. 그동안은 수도권 지역만 대기 관리권역으로 지정해왔다.

겨우 만들어진 장기 계획

관련 법안이 모조리 통과함에 따라 환경부는 2019년 4월 추경 예산안을 국회에 제출했고 국회는 8월에 1조 원이 넘는 예산을 확정했다. 환경부는 이제 돈과 법이 없어서 일을 못 한다는 소리를 못 하게 됐다.

또 대통령은 2019년 4월 국가기후환경회의를 대통령 직속으로 조직했다. 반기문 전 유엔사무총장이 위원장을 맡은 국가기후환경회의는 미세먼지 문제에 대한 중장기 해법을 마련하는 콘트롤타워다.

국가기후환경회의는 약 500명의 정책자문단과 130여 명의 전문가 등 각계의 의견을 수렴해 그해 9월 국민 정책 제안을 발표했다. 국내 미세먼지 배출량의 20%를 줄이는 목표를 설정했다. 이를 위한 주요 시행 방법은 다음과 같았다.

'2019년 12월부터 2020년 2월까지 석탄 화력발전소 60기 중 9~14기의 가동을 중단한다. 또 2020년 3월 22~27기도 가동하지 않는다. 인구 50만 명 이상의 도시에 있는 노후 디젤차 114만 대의 운행을 정지한다. 지자체장의 재량에 따라 공무원은 차량 2부제를 시행한다. 드론으로 공기 상태를 측정해 그 수치를 30분마다 공개한다.'

반기문 국가기후환경회의 위원장의 정책 방향은 명확했다. 시간이 걸리더라도 화석연료에 대한 의존도를 낮춰 미세먼지 배출량을 줄인다는 것이다. 대통령은 이 제안을 채택해 확정했다. 이에 따라 정부는 2019년 11월 미세먼지 관리 종합계획 및 고농도 시 특별대책

(2020~2024년)을 수립했다.

　정부는 '미세먼지 저감 및 관리에 관한 특별법'에 따라 5년마다 미세먼지 저감 및 관리를 위한 종합계획을 수립하고 수행해야 한다. 종합계획을 수행하는 5년 동안 약 20조 원의 예산을 투입하기로 했다. 이 계획의 목표는 2016년 26μg/m³이던 전국 PM2.5 연평균 농도를 2024년까지 16μg/m³로 35% 이상 줄이는 것이다. 이는 2040년까지 PM2.5 연평균 농도를 10μg/m³로 낮추기 위한 사전 계획이기도 하다. 관리할 물질은 PM2.5, 황산화물, 질소산화물, 휘발성 유기화합물, 암모니아다. 2차 미세먼지 생성에 기여하는 물질도 감축하겠다는 것이다. 이를 위해 국내 저감, 국제 협력, 국민 건강, 정책 기반, 소통·홍보 등 5대 분야의 총 42개 과제와 177개 세부과제를 정했다.

　고농도 시 특별 대책에는 석탄 화력발전소 운영을 중단할 수 있는 내용도 포함돼 있다. 12월부터 이듬해 3월 사이에 미세먼지 농도가 높아질 기미가 보이면 석탄 화력발전소 60기 중 최대 27기의 가동을 중단하는 것이다. 나머지 석탄 화력발전소 33기도 미세먼지 발생을 제한하는 선에서 가동하기로 했다.

　약 한 달 후인 2019년 12월 환경부는 5차 국가환경보건종합계획(2021~2030년)을 발표했다. 이는 환경 보건법에 따라 환경부 장관이 10년마다 환경보건 정책의 목표와 실천 방향을 제시하는 국가 기본계획이다. 국가환경종합계획에는 환경과 보건 등 다양한 계획이 있는데 그 가운데 미세먼지 관련 계획은 정부가 한 달 전에 발표한 '미세먼지 관리 종합계획'을 반영했다.

환경부가 이 계획에서 2040년 최종 목표로 정한 PM2.5 연평균 농도 10μg/m³는 비가 자주 오고 동풍이 부는 여름철에도 달성하기가 쉽지 않은 수준이다. 유난히 공기가 맑았던 2018년 8월 PM2.5 전국 평균 농도는 13μg/m³였다.

이처럼 2019년 최대 미세먼지 사건을 경험한 정부와 국회는 그해 3월부터 12월까지 법과 조직을 갖췄다. 그리고 2020년부터 2024년까지 5개년 미세먼지 관리 종합계획도 만들었다. 그동안 못 한 것이 아니라 하지 않았던 것이다. 2019년은 우리나라가 미세먼지 대응에 본격적으로 나선 원년이라고 할 수 있다.

5

딱 아는 만큼만 발전한
중장기 정책

집에 손님이 올 때만 청소하는 것은 단기 대책이다. 집을 항상 깔끔하게 유지하는 것은 장기 대책이다. 늘 지저분한 집에 예고도 없이 갑자기 손님이 찾아오면 허둥지둥할 수밖에 없다. 그 손님도 결코 유쾌한 기분을 가질 수 없다. 이런 예는 개인적인 일이므로 사소하게 생각할 수도 있다. 그러나 국가 차원의 문제라면, 그리고 국민의 생명과 연결된 문제라면 결코 사소한 문제가 아니다.

미세먼지가 심할 때만 대책을 마련하고 넘어가는 식으로는 미세먼지 환경에서 벗어나기 어렵다. 벗어나더라도 오랜 시간이 걸린다. 마스크나 공기청정기는 미세먼지 문제의 근본적인 해결책이 아니다. 인공위성이나 인공지능을 사용한다고 미세먼지가 사라지는 것도 아니다.

안전한 미세먼지 양이란 게 없듯이 안전한 미세먼지 노출 시간도 없다. 단기 노출이나 장기 노출에 상관없이 미세먼지에 노출되면 건강에 좋지 않다. 이런 이유로 미세먼지 농도를 연평균 그리고 24시간 평균으로 측정하고 발표한다. 이 두 가지 가운데 어떤 것에 더 중점을 주고 대책을 마련할지는 각국이 처한 오염 환경과 수준에 따라 다르다. 예를 들어 우리나라처럼 미세먼지 24시간 평균 농도가 두 자릿수로 비교적 낮은 국가나 도시라면 단기 노출로 인한 건강 문제는 비교적 적다고 할 수 있다. 장기 노출에 의한 건강 영향에 무게를 둔 대책을 마련하는 편이 효과적이다. 따라서 미세먼지 연평균 농도를 낮추는 장기적인 대책을 마련할 필요가 있다.

그렇다고 단기 대책이 불필요하다고 할 수 없다. 다만 단기 대책보다 장기 대책이 더 필요하다는 의미다. 단기 대책으로는 장기적인 효과를 기대할 수 없지만, 장기 대책은 장기적인 효과뿐만 아니라 단기 효과도 포함한다. 단 $1\mu g/m^3$의 미세먼지 농도를 감소하는 방법이라도 장기적으로 시행할 때와 단기적으로 시행할 때의 효과 차이는 크다. 장기적으로 시행할 때의 효과는 365일 내내 나타나기 때문이다. 또 연평균 미세먼지 농도가 줄어들면 1년 동안 미세먼지 농도가 하향 평준화된다.

장기 대책에서 근본적인 문제를 해결하면 올해보다 내년 또 내후년에는 더 깨끗한 공기로 숨을 쉴 수 있다. 근본적인 해법은 미세먼지 배출원을 찾아 그 자체를 줄이는 것이다. 미세먼지의 주원인이 화석연료라는 사실은 밝혀졌다. 따라서 화석연료를 사용하는 석탄 화력발전소와 자동차에 대한 의존도를 낮출 필요가 있다. 발전 방식을 개선하거나 새로운 에너지원을 찾아야 한다. 또 현재 사용 중인 연료의 효율을 높이는 방법도 당장 필요하다. 시간이 걸리더라도 이런 근본적인 해법을 꾸준히 개발하고 실천해야 공기가 깨끗해진다. 또 그런 실천이 우리 몸에 배야 후손들에게 청정한 공기를 물려줄 수 있다.

온난화도 잡고 공기 질도 개선하고

우리나라의 미세먼지 정책이 단기적인 안목에서 장기적인 혜안으로 변환한 데는 국가기후환경회의의 역할이 컸다. 반기문 국가기후환경회의 위원장은 2020년 6월 국회 의원회관에서 열린 기후 위기 대응 관련 초청 간담회에 참석해 "이르면 10월 말 미세먼지 관련 중장기 대책을 내놓는다"고 밝혔다.

이를 위해 국가기후환경회의는 2020년 10월 23일 전국 500여 명의 국민 정책참여단이 참여하는 토론회를 열고 중장기 대책을 설명했다. 중장기 대책안의 핵심은 70%에 이르는 석탄 화력발전소 이용률을 30년 후 10%대로 낮춘다는 내용이었다. 사실상 석탄 화력발전소를 퇴출한다는 것이다. 반기문 위원장은 늘 "충격적 조치가 필요하다"거나 "국민이 체감할 성과를 내겠다"고 말해왔다.

토론회를 통해 중장기 대책을 보완한 국가기후환경회의는 2020년 11월 23일 한국프레스센터에서 기자회견을 열고 '미세먼지·기후 위기 극복을 위한 중장기 국민 정책 제안'을 발표했다. 국내 최초로 마련한 중장기 정책 제안으로, 우리나라가 장기적인 대책을 추진하기 위해 무엇이 필요한지를 밝힌 것이다. 현행 '저탄소 녹색성장 기본법'을 '탄소 중립사회를 위한 녹색전환 기본법(가칭)'으로 개정할 것을 제안했다. '저탄소'가 아니라 아예 '탄소 제로'를 목표로 삼아야 한다는 의미다.

또 기존 여러 부처에 산재한 기후·환경 관련 위원회를 통폐합할 것도 주장했다. 한국환경정책·평가연구원, 한국환경산업기술원, 한국환경공단, 국가온실가스종합정보센터 등 산재한 조직을 통폐합하자는 것이다. 이 제안에 따라 2021년 4월 국가기후환경회의도 폐지됐다. 모든 조직이 2021년 5월 '2050 탄소중립위원회'로 통폐합된 것이다.

국가기후환경회의는 미세먼지에 대한 현행 5년 단위 단기 대책을 10~20년 중장기 대책으로 전환할 것도 제안했다. 또 미세먼지 농도를 2030년까지 15μg/m³로 줄이는 목표를 정했다. 미세먼지 배출과 농도에 집중했던 관리체계에 인체 위해성, 즉 건강을 추가한 점도 특징이다.

이런 목표를 위해 미세먼지와 온실가스의 주요 배출원인 석탄 화력발전(2019년 전체 발전량의 40.4%)을 2045년 또는 그 이전까지 0으로 감축하되, '2050년 탄소 중립' 목표를 위해 2040년 이전으로 앞당기는 방안도 함께 검토한다. 또 재생에너지를 중심으로 원자력과 천연가스를 보완적으로 활용한다. 2030년부터 전기요금에 환경 비용을 50% 반영한다. 한마디로 깨끗한 연료로 전환하는 만큼 추가적인 비용 발생은 불가피하다는 이야기다.

말도 많고 탈도 많은 차량 연료 가격을 조정할 것도 권고했다. 디젤 차량의 수요와 운행 제한이 필요하다고 보고 휘발유 가격 대비 88% 수준의 경유 가격을 OECD 권고기준인 95~100%로 조정해야 한다는 내용이다. 이와 함께 2035년 또는 2040년부터 무공해차만 국내 신차 판매를 허용한다는 내용도 담겼다.

문제는 미세먼지가 아닌 건강

환경단체들은 진일보한 이 제안을 환영했다. 그러나 더 강화하거나 수정할 부분도 지적했다. 그린피스는 성명서를 통해 "석탄 발전 종료 시점이 기존 정부안인 2054년보다 앞당겨진 점과 탈내연기관 논의가 시작된 점을 뜻깊게 평가한다"면서도 "2050년 탄소 중립 달성을 위해서는 내연기관의 생산 금지 시점을 2030년 이전으로 해야 한다"고 강조했다.

또 글로벌 환경보호 단체인 그린피스를 등 24개 환경단체가 참여한 전국 탈석탄 네트워크인 '석탄을 넘어서' 성명에서 "기후연구기관인 클라이밋 애널리틱스는 한국이 파리협정을 준수하기 위해서는 2029년까지 모든 석탄 발전을 중단해야 한다고 밝힌 바 있다"며 2045년까지도 석탄 발전이 존속할 가능성을 제안한 것은 대단히 실망스럽다고 비판했다.

중국 탓만 하기에 바빴던 과거 정책과 비교하면 이번 제안은 우리 땅에서 발생하는 먼지에 집중했다는 점에 고무적이다. 석탄 화력발전소와 자동차 사용을 줄이거나 연료를 개선해서 미세먼지를 포함한 오염물질 배출을 낮추겠다는 대책도 적합하다. 이와 같은 미세먼지 대책은 대부분 산업적 시각에서 고안됐다. 사실 농지 등에서 자연적으로 발생하는 미세먼지에 대한 대책은 구체적으로 제시되지 않아 안타깝다. 대책의 균형감을 갖추기 위해서라도 인공 먼지와 자연 먼지를 모두 낮추는 대안이 필요하다.

　무엇보다 아쉬운 점은 과거에도 그랬던 것처럼 정책의 초점은 여전히 미세먼지 감축에 있다는 점이다. 그동안 정부는 미세먼지를 얼마나 줄이고 석탄 화력발전소의 이산화탄소 배출을 얼마나 제한하는지에만 관심을 두고 정책을 짰다. 그리고 얼마만큼 배출량을 줄였다고 홍보해왔다. 그때마다 국민은 "그래서 어떻다고?"라는 의문을 가졌다. 국민의 관심은 미세먼지 자체라기보다는 미세먼지로 인해 입는 건강상의 피해다. 이를 어떻게, 얼마나 줄여주는지 구체적으로 보여주길 원하는 것이다. 정부와 국민 모두 공기 질 개선에 관심을 두고 있지만, 그 결이 달라서 나타난 결과다. 아직도 정부가 국민의 눈높이를 맞추지 못한다는 느낌을 지울 수 없다.

　미세먼지 배출량을 줄이는 궁극적인 목표는 국민 건강이다. WHO도 미세먼지 배출 저감이 미세먼지로 인해 건강 피해를 줄이기 위한 정부의 주된 역할임을 강조한 바 있다. 질병관리본부가 2019년 11월 대한의학회, 질병관리본부, 환경재단과 공동으로 마련한 '미세먼지와 국민 건강 콘퍼런스'에서 박광식 KBS 의학전문기자는 "화력발전소 몇 개 줄인 결과 미세먼지 얼마나 낮아졌다는 데서 그치지 않고 사망자가 줄었다는 내용이 필요하다"며 자신이 쓴 '대기 오염 저감 정책, 천식 환자 병원 방문 11% 줄여'라는 기사를 사례로 삼았다. 고려대 보건과학대 연구 결과를 토대로 취재한 이 기사에서 대기 오염 저감 정책으로 천식이 얼마나 줄었는지를 본 첫 연구라고 밝혔다. 대기 오염 저감 정책이 시행된 지 수년이 지났는데 건강 영향 평가가 기본 핵심으로 들어가지 않았다는 방증이다. 미세먼지 이슈는 시민의 건강 문제와 직결된다. 따라서 정책의 방향도 시민의 건강을 향해야 한다. 박 기자는 전문가들이 과거보다 미세먼지 농도가 계속 줄고 있다고 해도 시민들이 이를 믿지 않는 이유는 개인이 건강에 대한 악영향을 자각하는 경우가 과거보다 경험적으로 늘었기 때문이라고 설명했다. "미세먼지 때문에 한국에서 못 살겠다는 시민의 푸념을 희망으로 바꾸려면 미세먼지 저감 정책이 시민 건강을 얼마만큼 좋아지게 했는지 구체적인 성과로 보여주는 것만큼 효과적인 것도 없다"는 것이 그의 주문이다.

이에 대해 정은경 당시 질병관리본부장은 "미세먼지로 건강 피해가 얼마나 되는지 조사하고 고위험군에 대한 관찰, 건강 피해를 줄이는 준비 및 예방법 등 행동수칙을 연구하고 관련 정책을 수립하겠다"고 밝혔다. 또 대한의학회와 함께 과학적 근거 중심의 예방 수칙도 마련하겠다고 덧붙였다.

6

우리 주변의
미세먼지부터 잡자

이따금 미국이나 호주 같은 해외에서 큰 산불이 일어나 미세먼지 농도가 급격히 증가한다는 소식을 접한다. 그러나 우리 국민은 별 관심이 없다. 반대로 중국에서 미세먼지 발생량이 급증해도 미국인은 그 심각성을 피부로 느끼지 못한다. 먼 곳의 미세먼지 문제보다 자신이 사는 곳의 미세먼지 농도가 중요하기 때문이다. 장재연 아주대 명예교수는 저서 《공기 파는 사회에 반대한다》에서 '내 폐 속에 들어오는 미세먼지가 중요하고 그것은 내 주변의 미세먼지'라고 강조한다.

우리는 한동안 다른 나라에서 날아오는 미세먼지에 신경을 쓰면서도 정작 우리 집, 학교, 회사 주변의 미세먼지 배출원을 찾아내 개선할 생각은 하지 않았다. 특히 봄철 황사까지 겹치면서 한반도 공기가 나쁠 때면 으레 중국 탓을 했다. 실제로 중국은 한창 경제 성장이 급

속도로 진행하므로 미세먼지와 유해물질 방출이 대단하다. 이런 물질이 한반도와 일본을 거쳐 멀리 미국까지도 도달한다.

중국의 미세먼지가 한반도로 건너와서 우리가 피해를 볼 정도면 중국 현지에서는 더 심각한 상황이 발생한다. 하늘이 뿌연 중국 베이징의 사진은 매년 외신의 단골 포토뉴스였다. 이와 같은 국제적 눈초리가 아니더라도 중국에서는 숨을 쉴 수 없다는 자국민의 목소리가 커지기 시작했다.

2013년 중국 '에어포칼립스' 이후 CCTV중국중앙텔레비전 스타 앵커였던 차이징이 만든 104분짜리 독립 다큐멘터리 '언더 더 돔Under the Dome·돔 천장 아래서'이 SNS를 통해 공개됐다. 중국의 대기 오염 실태를 보여주는 이 다큐멘터리는 2015년 3월 3일 발표된 뒤 3월 7일 당국에 의해 상영이 금지됐다. 중국의 치부가 드러난 데 부담을 느낀 것이다. 그러나 이 영상은 단 사흘 동안 3억 회 이상의 조회 수를 기록할 정도로 높은 관심을 받았다. 동시에 중국은 여전히 통제 국가라는 인상을 주고 말았다.

이와 같은 국내외 비판 여론을 더 이상 모른 척할 수 없었던 중국은 2013년, 2016년, 2018년 세 차례의 미세먼지 개선 계획을 추진했다. 중국 정부는 스모그를 없애기 위해 2016년부터 2조 5,500억 달러를 투입하겠다고 밝힌 바 있다. 또 2020년까지 GDP 단위 기준당 이산화탄소 배출량을 2005년 대비 40~50% 감축하고 청정에너지 비중도 15%가량 높이기로 했다.

중국 베이징은 2012년 중국국가환경감시센터 웹사이트에 시험적으로 초미세먼지 농도를 발표했다. 이후 관측소가 베이징에만 35개로 늘어나는 등 중국 전역에 설치됐다. 시진핑 중국 주석은 2014년 국영 방송에서 생방송으로 '대기 오염과의 전쟁'을 선포했다. 리커창 총리 는 즉시 행동으로 옮겼다. 1만 3,000개의 공장에서 내뿜는 매연 수치 를 공개했고 오래된 발전소와 공업 단지를 폐쇄했다. 베이징은 2017 년 마지막 석탄 화력발전소를 폐쇄했다. 리커창 총리는 에너지를 생 산하고 소비하는 방식을 바꾸고 녹색 저탄소기술을 장려하겠다고 약 속했다. 예컨대 2025년까지 전기차 700만 대를 생산하기로 했다. 이 계획대로라면 중국 내 자동차 생산량의 5분의 1가량을 전기차가 차 지하는 셈이다.

또 중국은 매년 3월 12일을 나무 심는 날로 지정해 시진핑 주석이 매년 나무 심는 모습을 보인다. 그는 2017년 관영 방송에서 "우리는 푸른 하늘과 하얀 구름, 깨끗한 물과 맑은 공기를 기대한다. 이 모든 것은 생태 건설과 연관이 있다. 인민은 녹색 그늘 속에서 살아야만 하며 이것이 우리 노력의 목표"라고 말했다. 2018년에는 6만 명이 베 이징을 둘러싼 허베이성 8만 4,000km² 면적에 나무를 심었다.

그 결과 중국의 미세먼지 농도는 감소하는 추세를 보이기 시작했 다. 중국 정부의 공식 발표에 따르면, 중국의 PM2.5 연평균 농도는 2014년 62μg/m³, 2015년 50μg/m³, 2016년 47μg/m³, 2017년 43μg/ m³, 2018년 39μg/m³로 매년 감소했다.

두 손 놓고 중국 탓만 할 수 없는 현실

이쯤 되면 한반도 공기 오염을 중국 탓으로만 돌리기에는 무리가 있다. 오히려 우리가 문제다. 중국은 석탄 화력발전소 폐쇄를 진행 중이지만, 우리는 여전히 석탄 화력발전에 대한 의존도가 높다.

따라서 이제는 국내 미세먼지 발생에 관심을 가져야 한다. 우리가 사는 곳의 공기를 맑게 유지하려면 우리 자신부터 노력해야 한다. 정부는 중장기 대책을 차근차근 실천하고 국민도 관심을 두고 동참해야 한다. 조리 방법을 바꾸고, 냉난방 방식을 개선하고, 오염물질 배출이 적은 자동차와 전자기기를 사용하는 등 사소하지만 의미 있는 실천이 필요하다.

전문가들이 과학적 근거를 제시하면서 한반도 미세먼지의 절반 이상은 국내에서 발생한다고 해도 '중국에서 돈을 얼마나 받았냐'며 매국노로 취급한다. 정부가 그동안 미세먼지는 중국 탓이라는 인식을 국민에게 주입한 결과다. 실제로 정부는 한동안 한반도 미세먼지의 가장 큰 원인으로 중국을 지목했었다. 여러 연구와 실험으로 한반도 공기 질에 미치는 중국 등 외부의 영향은 약 30%로 밝혀진 지 오래다. 중국 탓을 하기보다 국내에서 발생하는 미세먼지에 신경 쓰는 것이 우리 건강을 지키는 더 효과적인 방법이다.

일반인은 미세먼지 정보를 어디에서 얻을까? 정보 분석 기업 닐슨 코리아는 2019년 2월 국내 19~70세 1,000명을 대상으로 '미세먼지에 관한 한국인의 인식 조사'를 온라인으로 진행해 그 결과를 같은 해 4월 발표했다. 이 조사에서 국민이 희망하는 정부 차원의 조치에 대해 가장 많은 45%는 '주변국과 외교적 문제 해결'을 꼽았다. 그다음으로 '노후화 발전 시설, 산업 시설 등의 공해 관리(26.5%)' '디젤 차량, 노후 차량 운행 제한, 공회전 제한 등의 미세먼지 저감 조치(20.3%)' '인공강우 실험 등 미세먼지 저감 관련 연구정책 추진(4.6%)' '마스크 등 의료지원 장비 연구 및 개선(3.6%)' 등의 순으로 나타났다.

7

다시, 식목일이다

KBS는 2018년 4월 5일 간단한 실험 결과를 보도했다. 제작진은 서울 도심에 차가 많이 다니는 도로에서 PM2.5 농도를 측정했다. '나쁨' 수준인 44μg/m³로 나타났다. 그 도로 옆에 소나무 열 그루 정도가 있는 공터에서는 33μg/m³로 측정됐고, 인근에 있는 숲에서는 29μg/m³로 나타났다. 나무가 많을수록 미세먼지 농도가 낮게 측정된 것이다.

2016년 산림청에 따르면 나무 한 그루는 연간 35.7g의 미세먼지를 흡수한다. 에스프레소 한 잔 분량으로 적은 듯싶지만, 나무가 모이면 큰 효과를 낸다. 나무 한 그루가 1년 동안 흡수하는 이산화탄소의 양도 대략 3kg이라고 한다.

실제로 2017년 국립산림과학원이 서울시 동대문구 용두초등학교 주변과 홍릉 숲에서 미세먼지를 측정해 비교한 결과, 숲이 도심의 PM10 농도를 25.6%, PM2.5 농도는 40.9%까지 감소시켰다. 국립산림과학원 연구에 따르면, 1ha헥타르: 가로세로 각 100m의 숲은 연간 168kg의 미세먼지 등 대기 오염물질을 흡수하는 효과가 있다. 그야말로 천연 공기청정기다.

대기 오염이 심각한 멕시코에서는 해마다 2만 명이 대기 오염 관련 질환으로 숨진다고 한다. 그래서 멕시코시티는 고가도로 기둥을 식물로 뒤덮은 정원을 만들었다. 또 4층 높이 '식물 아치'도 도심 도로 곳곳에 세웠다. 중국은 매년 3월 12일을 식수절로 삼고 나무를 심는다. 평소 나무 심기를 장려한 쑨원이 사망한 날을 기념하기 위해 식수절로 삼았다.

우리나라도 1949년부터 4월 5일을 식목일로 제정해 매년 나무를 심었다. 그날 학생들은 나무 심기에 동원되다시피 했다. 그런데 2006년 식목일은 이름만 남고 공휴일에서 제외됐다. 그러면서 점차 나무를 심는 행사도 사라졌다.

오랜 기간 나무를 심고 가꾼 결과 민둥산은 볼 수 없게 됐다. 그러나 정작 사람이 사는 도시에는 나무가 없다. 우리나라 도시의 숲 면적은 런던이나 뉴욕의 '절반'에도 못 미친다. 2015년 기준 1인당 도시 숲 면적은 9.9m²인데, 영국 런던의 1인당 도심 숲 면적은 27m²고 미국 뉴욕은 23m²다. 주택난을 해소하기 위해 아파트를 짓는 일도 필요하지만, 그곳에 사는 사람의 건강을 위해 숲을 조성하는 일은 더 중요하다. 빈터가 없다면 건물 옥상과 같은 자투리 공간에라도 나무를 심어야 한다.

과거의 식목일과 같이 국민이 참여할 수 있는 미세먼지 저감 실천법을 정부가 기획해서 제공할 필요가 있다. 아니면 참신한 아이디어가 사업으로 이어지도록 독려하면 어떨까 싶다. 실제로 세계 각국에서는 공기를 깨끗하게 만드는 사업이 주목받고 있다.

미국, 독일, 한국 등 세계 여러 지역에서 종사하는 전문가들이 쓴 〈글로벌테크, 7가지 욕망을 읽다〉에는 '시티 트리city tree'라는 프로젝트가 소개되어 있다. 독일의 친환경 스타트업 그린시티 솔루션은 초록색 이끼를 덮어놓은 4m 높이에 사각형 틀을 제작해 거리 곳곳에 배치했다. 도심의 미세먼지뿐만 아니라 산화질소와 오존 등 공기 중의 유해성분을 정화하는 기능을 한다.

이 업체는 태양 전지로 작동하는 시티 트리 한 개로 나무 275그루의 공기 정화 효과를 볼 수 있으며, 하루에 250g의 대기 오염물질과 240톤의 이산화탄소를 흡수한다고 주장한다. 이 주장대로라면, 이 제품 한 개의 가격은 약 2,800만 원으로 비싸지만 효과와 유지 비용 면에서 그 값을 한다고 볼 수 있다. 또 옥외 광고판이나 와이파이존 등 다양한 면으로 활용할 수도 있다. 베를린, 파리, 브뤼셀, 오슬로, 홍콩 등 20여 개 도시에 시티 트리가 설치돼 있다.

이미 배출된 매연을 활용한 아이디어도 사업으로 연결된 사례가 있다. 미국 MIT매사추세츠 공과대학 미디어랩이 배출한 스타트업 그래비키 랩스Graviky Labs는 대기 오염의 원인 중 하나인 디젤엔진의 매연 분진을 모아 잉크를 만들었다. 제품 이름은 에어잉크air-ink다. 매연을 필터

링해서 채취한 탄소로 만든 잉크다. 이 제품은 〈타임TIME〉이 2019년 선정한 최고 혁신 기술로도 뽑혔다.

스웨덴 핀테크 스타트업 도코노미Doconomy는 마스터카드와 협업해 세계 최초 탄소 배출 한도 신용카드Do Black를 출시했다. 일반 신용카드 뒷면에는 까만 선마그네틱이 있는데, 이 선을 없애고 카드 전체를 에어잉크로 디자인한 것이다. 이 카드에는 독특한 기능이 있는데, 사용자가 물건을 구입할 때 그 물건의 탄소량을 앱으로 알려주고 누적된 탄소 배출량이 일정 한도를 넘으면 카드 사용이 자동으로 중지되는 것이다. 이 신용카드를 사용하는 것만으로도 공기 정화와 지구 온난화 저지에 기여하는 셈이다.

공기 정화만 생각한 벌목 작업

2021년 5월 17일 자 〈조선일보〉 1면에 실린 사진 한 장이 큰 파문을 불러왔다. 강원도 홍천군과 충북 제천시에 있는 아름드리나무가 다 잘려나가 붉은 흙이 그대로 드러난 민둥산의 모습이다. 그런데 이 사진이 산림청이 2021년 1월 발표한 '2050 탄소 중립 추진전략'과 관련이 있다고 한다. 탄소 흡수량이 적은 '늙은 나무'를 베어내고 그 자리에 탄소 흡수량이 많은 '어린나무'를 심겠다는 내용이 핵심이다. 침엽수는 30살, 활엽수는 20살을 넘기면 탄소 흡수 능력이 떨어지므로 이들 나무 3억 그루를 뽑아내고 앞으로 30년 동안 어린나무 30억 그루를 심어 3,400만 톤의 탄소를 줄이겠다는 논리다. 이른바 '30억 그루 나무 심기' 프로젝트로, 정부가 탄소 중립을 위해 울창한 숲을 없앴다는 것이 사진의 메시지다.

전문가와 환경단체 등은 거세게 반발했다. 그러자 산림청은 싹쓸이 벌목은 오래전부터 해왔던 산림경영 기법일 뿐이고, 탄소 중립 추진전략은 아직 실행단계에도 이르지 못했다는 해명을 내놨다. 즉 사진 속 싹쓸이 벌목은 산을 소유한 주인이 관할 관청의 허가를 받아 적법하게 벌목했으며, 산림청의 탄소 중립을 위한 벌목과는 무관하다는 것이다.

실제로 이런 벌목이 탄소 중립을 목적으로 했다면 문제가 심각하다. 산림청의 논리와 정반대로 나무가 늙을수록 탄소 흡수력이 더 증가한다는 연구 결과가 적지 않기 때문이다. 과학 저널 〈네이처Nature〉는 2014년 1월 미국 서부생태연구센터 연구팀의 여섯 개 대륙 403종의 나무를 조사한 결과를 인용해 '대형 고목 한 그루가 중형 숲만큼 이산화탄소를 흡수한다'고 발표했다. 큰 나무 한 그루가 1년간 흡수하는 탄소의 양이 중간크기 나무 수백 그루의 숲과 같다는 것이다. 연구팀은 논문에서 "큰 나무가 대기 중 탄소를 줄이는 데 큰 영향력을 미치는 만큼 지구온난화 예방을 위해 거목들을 지켜야 한다"고 강조했다.

산림청 산하 국립수목원도 2018년 5월 24일 산림 지역에서 크고 오래된 나무 73종 308개체의 생태적 기능을 조사한 결과를 내놨다. '큰 나무' 개체는 지름이 15~25cm 정도인 나무와 비교할 때 연간 탄소흡수량이 13배 높은 것으로 나타났다는 내용이다.

설사 나무의 나이가 30살을 넘어 탄소 흡수 능력이 떨어진다고 할지라도 그것이 숲의 나무들을 베어낼 명분은 되지 못한다. 탄소는 나무에만 흡수·저장되는 것이 아니기 때문이다. 산림 내 토양은 더 많은 탄소 저장고다. 2017년 국내 연구 논문에는 '표토층에 저장된 탄소량은 700기가톤(1기가톤=10억 톤)으로, 대기(780기가톤)와 식물(550기가톤)에 존재하는 탄소량과 비슷하거나 많은 양이므로 기후 변화를 저지시키는 데 중요한 역할을 하고 있으며, 유엔 식량농업기구 등은 토양 유실을 탄소 배출원으로 판단하고 있다'는 내용이 있다.

이런 반론을 전부 무시할 정도로 늙은 나무를 뽑아내고 어린나무를 심는 것이 탄소 중립에 효과적이라고 하더라도, 이는 숲에 사는 동물 생태계를 전혀 고려하지 않은 행동이다.

게다가 뽑아내려는 늙은 나무 3억 그루는 작은 규모가 아니다. 정부가 지난 5년간 전국에 태양광을 설치하겠다며 뽑은 나무가 약 300만 그루다. 탄소 중립을 위해 30년간 3억 그루를 벌목하면, 5년간 5,000만 그루에 해당한다. 태양광 벌목의 16배 수준이다. 그리고 3억 그루라고 하지만 주변 소형 나무까지 포함하면 100억 그루가 사라진다는 전문가의 시각도 있다.

수령 30년짜리 나무는 목재로 활용도 어렵다고 한다. 겨우 발전소에 땔감으로 사용하는 정도인데 이 역시 막대한 미세먼지와 이산화탄소를 배출한다. 또 민둥산을 만들면 토사 유출과 산사태 위험도 자연히 높아진다.

이와 같은 저항에 부딪힌 환경부는 산림청의 계획을 원점에서 재검토한다는 입장을 내놨다. 오로지 탄소 중립이라는 한 가지 이유만으로 산림을 보호하고 육성해야 할 산림청에서 오래된 나무들을 모조리 베어낸다니, 빈대를 잡으려 초가삼간을 태우는 격이 될까 걱정스럽다. 울창한 숲이 우리에게 줄 수 있는 것이 미세먼지를 줄여주는 것만은 아닐 테니 말이다.

8

아이가 숲속 유치원에
가야 하는 진정한 이유

경기도 고양시에 있는 한 유치원은 도심과 떨어져 있고 거의 막다른 길 끝자락에 있다. 가까운 거리에 대형 아파트 단지가 없어서 유치원이 운영될까 싶을 정도로 한적한 곳이다. 유치원을 나와 막다른 길 쪽으로 조금만 올라가면 숲이 나타난다. ;이곳의 유치원생들은 숲에서 나무를 껴안고 곤충을 관찰한다. 텃밭에서 자라는 채소에 물을 주고 수확하는 경험도 한다. 이 유치원의 원훈은 '숲에서 자라나는 아이들'이다.

모든 유치원이 이와 같은 환경을 마련할 수 없다. 유치원도 영리를 목적으로 만든 곳이므로 아파트 단지를 끼고 있어야 운영할 수 있다. 그렇지만 이와 같은 돈벌이 시각에서 벗어나 아이들 건강을 생각하면 아파트 속 유치원보다 숲속 유치원이 필요하다.

흔히 부모는 자연과 가까운 유치원이 좋다고 하며 아이를 그곳에 보내고 싶어 한다. 그런데 말뿐인 경우가 많다. 자연과 가깝기는 해도 집에서 멀다는 이유로 그런 유치원을 포기한다. 이 또한 아이의 건강보다 편리를 중시하는 어른의 시각이다.

우리 어른은 미세먼지로부터 아이들을 보호하기 위해 어떤 노력을 하고 있나? 기껏해야 마스크를 씌워주고 미세먼지가 많은 날에 실내에 머물게 하는 정도가 아닐까?

또 아파트 속 유치원에서 생활한 아이와 숲속 유치원에서 생활한 아이 중 누가 더 환경을 생각하는 어른으로 자랄까.

우리는 아이들에게 환경이 중요하다고 이야기하고는 한다. 하지만 학교에서 환경 교육을 하면 반기지 않는 분위기다. 영어나 수학은 당장 시험에 나오고 앞날을 보장해주는 수단이지만 환경은 그렇지 않기 때문이다. 그러므로 환경을 가르칠 겨를이 없다.

환경 전문가들이 공통으로 강조하는 점은 환경 교육이다. 어릴 때부터 환경의 소중함을 알고 환경을 지키려는 습관이 몸에 배야 한다는 것이다. 그러기 위해서는 유치원부터 고등학교까지 환경 교육을 정규 과목으로 가르쳐야 한다. 정부와 부모에게 공감대가 형성돼야 가능한 일이다. 환경을 알고 자란 아이가 훗날 깨끗한 공기와 맑은 물을 유지하려고 노력한다는 공감대 형성이 당장 필요하다.

환경 교육을 정규 과목으로 하려면 일이 커진다. 현재 교육 정책을 한없이 뜯어고쳐야 할지도 모른다. 이것이 힘들고 어렵다고 포기해야 할까? 그렇다면 청명한 하늘을 포기하는 셈이다. 언젠가는 해야 할 일이라면 지금 당장 시작하지 못할 이유가 없다.

반기문 국가기후환경회의 위원장은 정치계·경제계·시민 등 각계의 원로들과 미세먼지에 관해 이야기를 나누었을 때 미세먼지 등을 포함한 대기 오염 문제에 대한 조기 교육이 필요하다는 인식이 공유되었다고 말하며, "초등학교 때부터 교육해서 사회에 진출할 무렵에는 이미 대기 오염에 대한 인식이 몸에 배어 있어야 한다"고 강조했다. 실제로 이탈리아는 학교에서 매년 31시간 기후 변화 교육을 하겠다고 발표한 바 있다. 반 위원장은 정부가 환경 문제에 대해 교육해서 아이들이 미래를 설계하도록 훈련해야 하며, 가정에서도 이런 점을 강조하고 언론도 국민을 계도할 필요가 있다고 강조했다.

찾아보기

백세 호흡

초판 1쇄 발행 2021년 11월 5일

지은이 노진섭
발행인 안병현
총괄 이승은 **기획관리** 송기욱 **편집장** 박미영
기획편집 김혜영 정혜림 조화연 **디자인** 이선미 **마케팅** 신대섭

발행처 주식회사 교보문고
등록 제406-2008-000090호(2008년 12월 5일)
주소 경기도 파주시 문발로 249
전화 대표전화 1544-1900 **주문** 02)3156-3681 **팩스** 0502)987-5725

ISBN 979-11-5909-878-9 (03510)
책값은 표지에 있습니다.